Emilie Shepherd-Maika Jamot

Développement D'un Cadre Pour L'évaluation De La Santé De La Faune

Emilie Shepherd-Maika Jamot

Développement D'un Cadre Pour L'évaluation De La Santé De La Faune

Un modèle basé sur la notion « d'intelligence » en vue de son utilisation pour le Sri Lanka Wildlife Health Centre

Presses Académiques Francophones

Impressum / Mentions légales

Bibliografische Information der Deutschen Nationalbibliothek: Die Deutsche Nationalbibliothek verzeichnet diese Publikation in der Deutschen Nationalbibliografie; detaillierte bibliografische Daten sind im Internet über http://dnb.d-nb.de abrufbar.

Information bibliographique publiée par la Deutsche Nationalbibliothek: La Deutsche Nationalbibliothek inscrit cette publication à la Deutsche Nationalbibliografie; des données bibliographiques détaillées sont disponibles sur internet à l'adresse http://dnb.d-nb.de.

Coverbild / Photo de couverture: www.ingimage.com

Verlag / Editeur:
Presses Académiques Francophones
ist ein Imprint der / est une marque déposée de
OmniScriptum GmbH & Co. KG
Heinrich-Böcking-Str. 6-8, 66121 Saarbrücken, Deutschland / Allemagne
Email: info@presses-academiques.com

Herstellung: siehe letzte Seite /
Impression: voir la dernière page
ISBN: 978-3-8381-4636-2

Zugl. / Agréé par: Lyon, Université Claude Bernard - Lyon 1, 2013

LISTE DES ABRÉVIATIONS

BC : British Columbia (en français, Colombie Britannique)
Bd : *Batrachochytrium dendrobatidis*
CCH : Centre for Coastal Health
CFIA : Canadian Food Inspection Agency
DAPH : Department of Animal Production and Health
DWC : Department of Wildlife Conservation
CCWHC : Canadian Cooperative Wildlife Health Centre/Centre Canadien Coopératif de la Santé de la faune
CDC : Center for Disease Control and Prevention
CIRAD : Centre de coopération internationale en recherche agronomique pour le développement
CNPHI : Canadian Network for Public Health Intelligence (en français, RCRSP)
CO : Conservation officer
EID : Emerging Infectious Disease (en français, Maladie Infectieuse Émergente)
EIS : Epidemic Intelligence Service
FAO : Food and Agriculture Organization of the United Nations/ Organisation des Nations unies pour l'alimentation et l'agriculture
FBI : Federal Bureau of Investigation
FLNRO : Ministry of Forests, Lands and Natural Resource Operations
FVMAS : Faculty of Veterinary Medicine and Animal Science (University of Peradeniya)
FVS : Field Veterinary Surgeon
FWV : Field Wildlife Veterinarian
GAO : United States General Accounting Office
GPHIN : Global Public Health Intelligence Network (en français, RMISP)
NGO : Non-Government Organization
IDRC : International Development Research Centre
LMIC : Low and Middle Income Countries (en français, Pays à revenu faible et modéré)
LTTE : Liberation Tigers of Tamil Eelam (en français, Tigres de libération de l'Eelam tamoul)
OIE : World Organisation for Animal Health
OMS : Organisation Mondiale de la Santé
RCRSP : Réseau Canadien de Renseignements sur la Santé Publique
RMISP : Réseau Mondial d'Information en Santé Publique

1

SLWHC : Sri Lanka Wildlife Health Centre

UNESCAP : United Nations Economic and Social Commission for Asia and the Pacific

UNICEF : The United Nations Children's Fund (en français, Fonds des Nations unies pour l'enfance)

UNSIC : United Nations System Influenza Coordination (en français, Système de coordination de la grippe des Nations unies)

VCI : Veterinary Investigation Center

VIO : Veterinary Investigation Officer

TABLE DES MATIÈRES

4

LISTE DES TABLEAUX

LISTE DES FIGURES

LISTES DES PERSONNES CITÉES DANS LE CORPS DU TEXTE

NOM	Fonction
Dr. Ted (F.A) Leighton	Directeur du Centre Canadien Coopératif de la Santé de la faune/ Canadian Cooperative Wildlife Health Centre, *Saskatoon, Saskatchewan*
Dr. Craig Stephen	Directeur du Centre for Coastal Health (CCH), *Nanaimo, Colombie Britannique*
Dr. Helen Schwantje	Directrice de la Ministry of Forests, Lands and Natural Resources Operations (FLNRO) Wildlife Management Branch de Colombie Britannique, *Victoria, Colombie Britannique*
Jennifer Dawson-Coates	Biologiste travaillant au CCH et trésorière du projet pour le Sri Lanka Wildlife Health Center (SLWHC), *Nanaimo, Colombie Britannique*
Cait Nelson	Biologiste travaillant pour la Ministry of Forests, Lands and Natural Resources Operations (FLNRO) Wildlife Management Branch de Colombie Britannique (BC), gestionnaire de la base de données sur les échantillons prélevés sur la faune sauvage en BC, *Victoria, Colombie Britannique*
Dr. Sam Daniels	Ministry of Estate Infrastructure & Livestock Development, *Sri Lanka*

Dr. Asha Perera	Vétérinaire sri lankaise, candidate à l'obtention d'une thèse universitaire, *Saskatoon, Saskatchewan*

REMERCIEMENTS

À Monsieur le Professeur ECOCHARD

qui m'a fait l'honneur d'évaluer ce travail,

Hommages respectueux.

À Monsieur le Professeur PÉPIN

qui a guidé ma rédaction,

Respectueuse considération.

À Madame le Professeur GILOT-FROMONT

qui a accepté d'être mon second évaluateur,

Toute ma gratitude.

Aux Dr. Frederick A. (Ted) Leighton, Dr. Craig Stephen, Dr. Helen Schwantje, Dr. Sam Daniels, à Cait Nelson, Jennifer Dawson-Coates et Brian Kingzett

pour leur gentillesse et avoir rendu ce projet possible.

À ma famille

qui m'a soutenue et sans qui tout ceci n'aurait jamais été possible.

Merci du fond du cœur, je vous aime.

À Allan,

Grâce à toi, ma vie ne sera plus jamais la même. Merci, je t'aime.

À Marie-Pauline,

Pour tous ces fous rires et ces moments partagés. Merci pour ta présence à mes côtés depuis toutes ces années.

À mes amis de prépa,

Après 5 ans, j'ai toujours autant de plaisir à vous retrouver.

À mes amis de l'ENVL et à mon groupe de clinique,

Pour toutes les épreuves drôles ou moins drôles que nous avons partagé ensemble. Cette aventure n'aurait pas été la même sans vous.

À mes amis de master, aux Tinois et à Valentine,

Vous m'avez permis de passer une super année. Je ne vous oublie pas.

Au groupe de copains médecins dans lequel je me suis incrustée, Merci.

I. INTRODUCTION

Entre 1940 et 2004, près de 60 pour cent des maladies infectieuses émergentes (EID) rapportées au sein de la population mondiale étaient des zoonoses et près de 75 pour cent d'entre-elles avaient pour origine la faune sauvage (Jones *et al.*, 2008). Les zones géographiques caractérisées par la présence d'importantes populations humaines et animales, qu'elles soient domestiques ou sauvages, et par des conditions environnementales évoluant rapidement ont été identifiées comme étant les plus à risque pour l'émergence d'importantes maladies infectieuses humaines et animales. Les pays tropicaux et subtropicaux ont ainsi été jugés comme les cibles majeures (Woolhouse et Gowtage-Sequeria, 2005) (*Figure* 1).

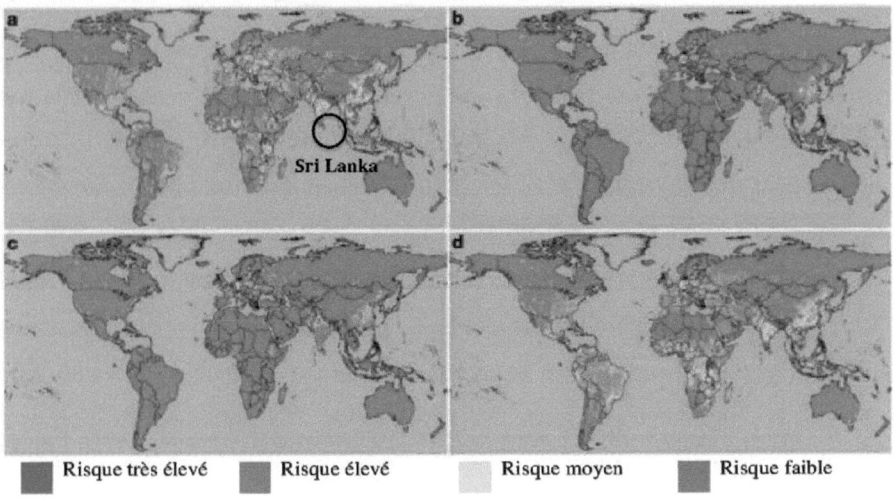

Figure 1 : Distribution mondiale du risque relatif d'apparition d'une maladie infectieuse émergente (EID) causée par des **a**, pathogènes zoonotiques provenant de la faune sauvage ; **b**, pathogènes zoonotiques ne provenant pas de la faune sauvage ; **c**, pathogènes multi-résistants et **d**, pathogènes provenant de vecteurs (modifiée à partir de Jones *et al.*, 2008).

La détection précoce de pathogènes nouveaux ou nouvellement importés est un enjeu majeur pour la protection des êtres vivants. L'investissement dans l'aptitude à cette détection dans les pays tropicaux et subtropicaux est pressenti pour être un point central de la protection de la santé mondiale (Valeix *et al.*, 2011).

Le Sri Lanka est une île densément peuplée d'environ 21 millions d'habitants (Word Bank, 2011) qui possède plusieurs caractéristiques d'un pays à haut risque pour l'émergence de maladies. Actuellement, comme de nombreux pays tropicaux à faible et moyen revenu (LMIC, pour « Low Middle Income Country » en anglais), le Sri Lanka ne possède pas les compétences adéquates dans le domaine de la recherche pour la santé de la faune. Ces dernières devraient lui permettre de rapidement détecter, évaluer et répondre à des risques émergents à l'interface santé humaine-animale et d'aider les populations touchées à récupérer après une épidémie. Depuis 2005, le Sri Lanka et le Canada ont collaboré sur plusieurs programmes concernant la santé publique et vétérinaire (Di Ruggiero *et al.*, 2006 ; Munasinghe *et al.*, 2008 ; Robertson et Nelson, 2010 ; Robertson *et al.*, 2010 ; Stephen et Daibes, 2010). En 2008, le gouvernement sri lankais a sollicité l'assistance du Canadian Cooperative Wildlife Health Centre (CCWHC) (Saskatoon, Saskatchewan) et du Centre for Coastal Health (CCH) (Nanaimo, Colombie Britannique (BC, pour « British Columbia » en anglais) pour améliorer leurs compétences nationales pour la surveillance de la faune. Valeix *et al.* (2011) ont conduit une étude sur la faisabilité de l'établissement d'un centre national pour la santé de la faune sauvage au Sri Lanka et ont conclu que des améliorations étaient nécessaires au niveau de l'éducation, de la formation spécialisée, des équipements de laboratoire, du transport de personnes et d'échantillons et de la coordination centrale. En 2011, le Sri Lanka a ainsi créé le Sri Lanka Wildlife Health Centre (SLWHC) modelé sur le CCWHC. Le SLWHC est dirigé conjointement par la Faculty of Veterinary Medicine and Animal Science (FVMAS) (University of Peradeniya), le Department of Animal Production and Health (DAPH), le Department of Wildlife Conservation (DWC) et le Ministry of Health. Il a été établi afin d'assurer un environnement politique habilité et une gouvernance officielle pour le développement de compétences et de programmes de recherche pour la santé de la faune sauvage ayant pour but de prévenir les risques de maladies émergentes à l'interface santé humaine-animale avec pour objectifs une faune sauvage en bonne santé et des interactions positives entre les hommes et cette dernière.

Aucune définition universelle de la santé n'a été établie pour le cas particulier de la faune sauvage. L'Organisation mondiale de la santé (OMS) définit la santé comme un état de complet bien-être physique, mental et social, ne consistant pas seulement en une absence de maladie ou d'infirmité (OMS, 1946). Néanmoins, cet état de « complet » bien-être semble difficilement atteignable et définissable. La charte d'Ottawa pour la promotion de la santé (Anonyme, 1984) propose de définir la santé humaine comme : « la mesure selon laquelle un individu ou un groupe est capable de réaliser ses aspirations, de satisfaire ses besoins et s'adapter à son environnement. La santé est une ressource de tous les jours, pas un objectif de vie ; c'est un concept positif, mettant l'accent sur les ressources sociales et personnelles ainsi que sur les capacités physiques ».

Bien que cette définition soit établie pour l'Homme, elle pourrait s'appliquer aux animaux si nous considérons la santé animale comme un produit de la manière dont les animaux interagissent entre eux, avec leur environnement et avec les hommes.

Afin de surveiller la santé, il est important d'observer les conséquences de ces interactions (en anglais, « health outcomes ») telles que le statut nutritionnel, la reproduction, la longévité et les maladies. Mais il est également important d'être attentif aux changements concernant les facteurs influençant la vulnérabilité des animaux à un danger, et leur habilité à s'adapter à ces causes de stress (en anglais, « health determinants »), ainsi que de traquer les possibles dangers qui peuvent affecter leur santé.

Les déterminants de la santé peuvent être trouvés dans l'environnement physique et social des animaux (*e.g.* habitat, nourriture, stress, chasse). Ils peuvent constituer une partie inhérente des animaux ou de leur écologie, ou bien, dériver de la manière dont les hommes interagissent avec eux. En effet, ils peuvent affecter leur vulnérabilité ou résilience. La résilience est définie comme la capacité d'un individu à s'adapter à son environnement et à retrouver un état d'équilibre.

Historiquement, les programmes de santé de la faune sauvage avaient pour objectif la surveillance de la morbidité (signes cliniques de maladie) et de la mortalité, en partant du principe que la santé était synonyme d'absence de maladies. L'action privilégiée par ces programmes a été la réactivité, en réponse à la modification des facteurs surveillés. L'action en amont et la prévention dans la nature n'ont pas été réellement développées. Néanmoins, les programmes centrés sur l'étude des pathogènes échouent souvent à fournir les informations nécessaires à l'évaluation du risque que représente, pour les autres espèces, y compris pour l'espèce humaine, la découverte d'une maladie ou d'une infection de la faune sauvage (Stephen, 2013).

Dans ce projet, nous avons essayé de développer un nouveau cadre pour évaluer la santé de la faune et générer les informations supplémentaires nécessaires à la compréhension de ce risque. Nous avons essayé d'évaluer si, en plus de la détection rapide des dangers, un programme pouvait réellement générer l'information permettant l'anticipation et la prédiction afin de faciliter une réponse rapide, pour prévenir des maladies ou autres effets adverses. Nous avons besoin d'identifier les problèmes, espèces, lieux et stratégies prioritaires afin de préserver les populations les plus vulnérables. En effet, de nombreux dangers pour la faune sauvage interagissent et gagnent en importance ; urbanisation, déforestation, désertification, changement climatique, pollution, transport de pathogènes, *etc*. Malheureusement, les ressources pour évaluer l'impact de ces facteurs sur les animaux et notre capacité d'intervention sont limitées.

Devant la multiplicité des menaces existantes, prévoir des actions permettant la protection des populations n'est pas sans rappeler les méthodes employées par les militaires. En effet, les services des renseignements collectent des informations diverses afin de prendre des mesures en amont de la détection de tout danger. Ce concept a été créé durant la seconde guerre mondiale et nommé « intelligence militaire » (« military intelligence », en anglais). Ainsi, un nouveau cadre d'évaluation de la santé animale basé sur le concept anglophone « d'intelligence », que nous appellerons plus simplement par la suite intelligence pour la santé de la faune, apparaît comme le meilleur modèle. « L'intelligence permet l'anticipation ou la prédiction de futures situations ou circonstances, et elle informe les décisions en mettant en lumière les différents scénarios » (Anonyme, 2007). Le dictionnaire Collins définit l'intelligence pour la santé (« health intelligence », en anglais) comme « responsable de la capture et de l'utilisation de connaissances afin d'aider la prise de décisions visant à améliorer la santé de la population ».

Le but de cette étude était de développer un modèle conceptuel pour l'intelligence pour la santé de la faune, réalisé à l'aide d'une recherche bibliographique, et d'évaluer la faisabilité de sa mise en place pour le SLWHC. Néanmoins, cette faisabilité reste théorique puisque le SLWHC a finalement renoncé à coopérer au milieu du projet. Précédemment, une étude portant sur la prise de décision des vétérinaires sanitaires sri lankais à soumettre des échantillons aux laboratoires pour le diagnostic et leur perception de la surveillance (Sawford *et al.*, 2012) a été conduite et a servi de fondations pour ce travail afin de comprendre l'approche du Sri Lanka concernant les problèmes de santé animale.

Ce projet a été réalisé depuis les locaux du Centre for Coastal Health en Colombie Britannique, en collaboration et grâce au financement du Canadian Cooperative Wildlife Health Centre dans le cadre d'un stage pour l'obtention d'un Master 2 en « Epidémiosurveillance et Santé Animale dans les Pays du Sud » (Université de Montpellier II et en collaboration avec le Centre de coopération internationale en recherche agronomique pour le développement (CIRAD)). Le voyage au Sri Lanka n'a pu être mis en place faute de ressources suffisantes. Les collaborateurs du CCWHC ont été rencontrés, dans leurs locaux, lors de la réunion annuelle du centre à Saskatoon.

II. UNE APPROCHE NOUVELLE DE LA SANTÉ

Tout l'intérêt de développer une intelligence pour la santé de la faune réside dans l'obtention d'une évaluation, ou, du moins, d'une appréciation, de l'état de santé dans lequel se trouvent des individus ou une population dans son ensemble. Elle permettrait ainsi d'évaluer la durabilité des espèces dans un contexte de préservation de la biodiversité et de mieux appréhender les risques à l'interface humains-animaux.

A. Origines

Un bref historique du cheminement qui a amené à la prise de conscience du lien existant entre santé humaine et animale s'impose.

Le Lévitique 1,3, troisième livre de la Thora, témoigne de la connaissance acquise par les anciens soigneurs, qui servaient à la fois de soigneurs humains et animaliers, de l'anatomie et de la pathologie animale. En effet, ils jugeaient la pureté d'un animal destiné aux sacrifices, qui devait être reconnu « sans défaut ». Les papyrus égyptiens de Kahun, datés de 1800 avant Jésus-Christ, présentent les maladies humaines et animales ; les hommes et les animaux y sont décrits comme le « troupeau de Dieu » et des animaux chimériques mi-humain/mi-animal sont également évoqués. Ailleurs, la vision indienne de la médecine, influencée par les croyances en la réincarnation, lie l'homme et l'animal. Aux alentours des XIème et XIIIème siècles la médecine vétérinaire était considérée comme une discipline à part entière par la dynastie Zhou en Chine, qui fut la première à créer un système de santé publique au sein duquel médecins et vétérinaires travaillaient en collaboration. Au cours du XVIIIème siècle, Xu Dachun a établi : « Les fondations de la médecine vétérinaire sont aussi compréhensibles et subtiles que celles de la médecine humaine et il n'est pas possible d'en placer une au dessus de l'autre. » Claude Bourgelat, le fondateur de la première école vétérinaire au monde, à Lyon, en 1761, a été très sévèrement critiqué quand il a suggéré d'intégrer une formation sur la clinique humaine dans le cursus vétérinaire. Les avancées en pathologie cellulaire au XIXème siècle, grâce entre autres à Rudolf Virchow, ont permis de révéler l'intérêt de lier médecine humaine et vétérinaire et de développer la médecine comparative. L'intégration de la médecine humaine et vétérinaire a été ensuite répandu en Amérique du Nord par un étudiant de Virchow, William Osler, qui aurait créé le terme « One Medicine » (en français, « Une seule Médecine ») même si aucune preuve écrite n'a été retrouvée (Zinsstag *et al.*, 2011). En 1964, Schwabe a repris ce concept de la médecine intégrée, ou en a été l'instigateur selon les sources (The International Bank for Reconstruction and Development/The World Bank, 2010 ; Nguyen-Viet *et al.*, 2013). Dans son ouvrage *Veterinary Medicine and Human Health*, il décrit : « Il n'a pas de différence de paradigmes entre la médecine humaine et la médecine vétérinaire. Les deux sciences partagent un tronc commun de connaissances en anatomie, physiologie, pathologie, sur les origines des maladies dans toutes les espèces. » (Zinsstag, 2010 ; Nguyen-Viet *et al.*, 2013).

B.   « One World, One Health »

Une meilleure compréhension scientifique des facteurs déterminant l'émergence des maladies a permis le développement d'une nouvelle manière de penser, selon laquelle la santé résulterait des interactions multiples entre la santé publique, celle des animaux domestiques et sauvages, et celle de l'environnement et des écosystèmes. Cette nouvelle approche a été initialement désignée par la formule « One Health » (en français, « Une seule Santé »). Puis, plus tard, la formule « One World, One Health » (en français, « Un seul Monde, Une seule Santé ») a été énoncée pour la première fois par la Wildlife Conservation Society en septembre 2004 lors d'une conférence (OIE, 2010 ; The International Bank for Reconstruction and Development/The World Bank, 2010). Un document stratégique intitulé « Contributing to One World, One Health : a strategic Framework for reducing Risks of Diseases at the Animal-Human-Ecosystems Interface », fondé sur ce concept, a été élaboré en 2008 par plusieurs organisations internationales, nommément, l'Organisation mondiale de la santé (OMS), l'Organisation des Nations unies pour l'alimentation et l'agriculture (FAO, pour

« Food and Agriculture Organization of the United Nations »), l'Organisation Mondiale de la Santé animale (OIE, pour son nom d'origine, Office International des Épizooties), le Fonds des Nations unies pour l'enfance (UNICEF, pour « The United Nations Children's Fund »), le bureau du Coordonnateur du système des Nations unies sur la grippe (UNSIC, pour « United Nations System Influenza Coordination »), et la Banque mondiale. Cette stratégie a établi les douze principes de Manhattan qui proposent une approche holistique de la prévention des maladies épidémiques et épizootiques, respectant l'intégrité des écosystèmes afin préserver l'espèce humaine, les animaux domestiques et la biodiversité (OIE, 2009). En 2010, la FAO, l'OIE, et l'OMS ont élaboré une note tripartite sur « le partage des responsabilités et la coordination des actions globales pour gérer les risques sanitaires aux interfaces animal-homme-écosystème » (Ministère des affaires étrangères et européennes, 2011).

Plusieurs définitions de « One Health » existent, en voici une sélection :

« Une seule Santé est un effort de collaboration entre plusieurs disciplines travaillant à l'échelle locale, nationale et mondiale, pour s'intéresser aux challenges critiques et assurer une santé optimale pour les hommes, les animaux domestiques, la faune sauvage, et notre environnement. » (One Health Commission, 2013)

« Le concept Une seule Santé est une stratégie d'envergure mondiale pour le développement de collaborations et communications interdisciplinaires dans tous les aspects de la santé pour les humains et les animaux. » (One Health Initiative)

« Le concept Une seule Santé est la concrétisation de la relation entre les santés humaine, animale et environnementale » (Powdrill et al., 2010).

Ainsi, « Une seule Santé » repose sur une collaboration accrue entre les santés, humaine, animale et la gestion de l'environnement. Les principales mesures pour assurer la mise en application de ce principe reposent sur :

i. le développement des capacités de surveillance et de réponse aux niveaux international, régional, et national ;

ii. le renforcement des systèmes d'alerte rapide et de détection ;

iii. le renforcement des capacités des autorités sanitaires en matière de prévention, de préparation et d'intervention face aux foyers de maladies ;

iv. l'évaluation de l'impact social et économique des maladies ;

v. la promotion de la collaboration intersectorielle et du partenariat entre le secteur privé et le secteur public pour la santé des animaux d'élevage, de la faune sauvage et des écosystèmes concernés ;

vi. la recherche de conditions d'émergence et de la diffusion de maladies (Ministère des affaires étrangères et européennes, 2011).

La capacité est l'aptitude et la puissance que possèdent une personne ou un groupe dans un domaine particulier (Dictionnaire LAROUSSE).

C.   « EcoHealth »

La composante « environnement », bien qu'évoquée, n'est pas clairement développée au sein de « One Health ». Ainsi, le concept de « Ecosystem approaches to health » ou « EcoHealth » (en français, « Éco-Santé ») a également été développé. Plusieurs définitions existent, entre autres (Morrison *et al.*, 2012) :

« L'approche EcoHealth se concentre surtout sur la place des êtres humains dans leur environnement. Elle reconnait qu'il y a des liens inextricables entre les humains et leurs environnements biophysique, social et économique, et que ces liens sont reflétés dans le statut sanitaire d'une population. » (International Development Research Centre (IDRC))

« Son approche est de façon inhérente transdisciplinaire, et reconnait les relations biophysiques, sociales, culturelles et politiques et économiques complexes entre la santé de l'écosystème et la santé humaine. » (National Council for Science and the Environment)

À l'échelle internationale, « EcoHealth » est promue par, entre autres, la Interna-

22

tional   Association   for   Ecology   and   Health
(http://www.ecohealth.net/association.php),   le   EcoHealth   Journal
(http://www.ecohealth.net),   et   la   communauté   de   praticiens   en   écosanté
(http://www.idrc.ca/es/ev-101449-201-1-DO_TOPIC.html).

Ainsi, « EcoHealth » et « One Health » partagent de nombreuses valeurs (*Figure 2*) dont les plus évidentes sont les zoonoses, l'émergence de maladies et les menaces de pandémies. Chacun a des atouts particuliers et, en combinant ces deux concepts, des progrès pourraient être réalisés au niveau de la santé et de la durabilité (Zinsstag, 2013).

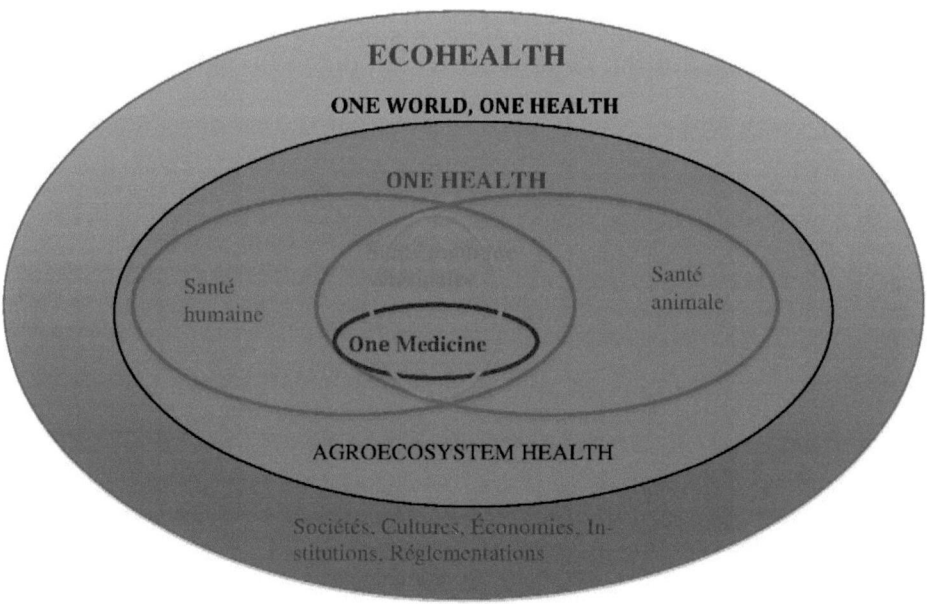

Figure 2 : Relations existantes entre les différents concepts de la santé (modifiée à partir de Nguyen-Viet *et al.*, 2013)

D. Vers le développement d'un système pour l'évaluation de la santé de la faune sauvage

Une des caractéristiques du concept « Une seule Santé » est l'intégration de la prévention, la surveillance, la réponse et la gestion des maladies au sein des institutions gouvernementales (OIE, 2010). Par ailleurs, le concept « EcoHealth » rappelle l'existence de liens entre la santé, les paramètres biophysiques, sociaux, culturels, politiques et économiques de l'environnement dans lequel un individu évolue. Ainsi, c'est avec la prise en compte de ces concepts reconnus à l'international que tout nouveau programme pour la santé pour la faune sauvage devrait être développé.

Néanmoins, avant d'avancer plus profondément dans ce sujet, il convient de définir le terme de faune sauvage.

1. Définition de la santé de la faune sauvage

En anglais, le terme « wildlife » regroupe généralement toutes les plantes et les animaux sauvages (OIE, 2010). Néanmoins, l'OIE ne considère que les animaux et le SLWHC, pour lequel l'étude a été initialement menée, également. En 1999, Le Groupe de travail de l'OIE sur les Maladies des Animaux Sauvages proposait de une classification des animaux en différentes catégories (OIE, 1999) (*Tableau I*).

		Phénotype sélectionné par l'homme	
		OUI	*NON*
Animaux vivants sous la surveillance ou le contrôle de l'homme	*OUI*	Animaux domestiques	Faune sauvage en captivité
	NON	Animaux errants	Faune sauvage

Tableau I : Définition des différentes catégories d'animaux (modifié à partir de OIE, 1999)

Dans le cas de notre étude, nous avons considéré la faune sauvage comme

24

l'association de :

    i.   la faune sauvage en liberté

   ii.   la faune sauvage en captivité,

  iii.   les animaux errants.

La faune sauvage en captivité désigne, entre autres, les animaux vivants dans les parcs zoologiques, les réserves privées ou les réserves naturelles publiques. Les animaux errants sont des animaux initialement domestiqués, ayant échappé à la surveillance et au contrôle de l'homme et non dépendants de lui (OIE, 1999), à l'exemple des chiens errants sans propriétaires identifiés.

Actuellement, aucun consensus n'existe pour définir la santé de la faune sauvage. Néanmoins, d'après la littérature, la santé, dont celle de la faune sauvage en particulier, peut être considérée comme la capacité à surmonter les défis (maladies et environnement), à s'adapter et se rétablir (résilience) pour maintenir un état d'équilibre (durabilité) (Deem *et al.*, 2008 ; Hanisch *et al.*, 2012).

La cible du système à mettre en place étant définie, la question était de savoir comment peut être défini le concept anglophone « d'intelligence ».

2.   Introduction au concept « d'intelligence »

L'intelligence peut être définie de différentes façons (Legg et Hutter, 2007) et, de même, aucun consensus universel n'a pour l'instant été adopté. Elle est considérée comme un concept soit biologique soit organisationnel. L'intelligence organisationnelle est mentionnée comme une mise en commun de plusieurs intelligences biologiques, ce qui semble logique étant donné qu'une organisation est constituée de plusieurs individus. L'approche britannique de l'intelligence organisationnelle tend à assimiler intelligence avec informations alors que le point de vue américain, utilisé dans cette étude, définit l'intelligence comme les connaissances résultant des informations et de leur analyse. Les approches britanniques et américaines mettent néanmoins toutes les deux l'accent sur l'importance de l'utilisation de l'intelligence comme un support pour la prise de décisions prédictives et en amont (Cox, 2009).

L'intelligence est un produit et un processus, utilisant la collecte et l'analyse appropriée de données afin de rendre ces dernières compréhensibles et utilisables en temps voulu pour la prise de décisions future. L'intelligence résulte d'une hiérarchie cognitive (*Figure 3*) (Cox, 2009). Les données brutes constituent le bas de la hiérarchie. La transformation et l'analyse de données génèrent de l'information. Puis, en combinant plusieurs types d'informations, certaines tendances peuvent être identifiées (cognition) et créent de la connaissance. La compréhension et le jugement des experts, du contexte dans lequel cette connaissance est générée, aident à fournir un sens à cette nouvelle connaissance. Pour développer de l'intelligence, nous devons considérer les probabilités de survenue de futurs évènements afin de pouvoir appuyer la prise de décision la plus adaptée.

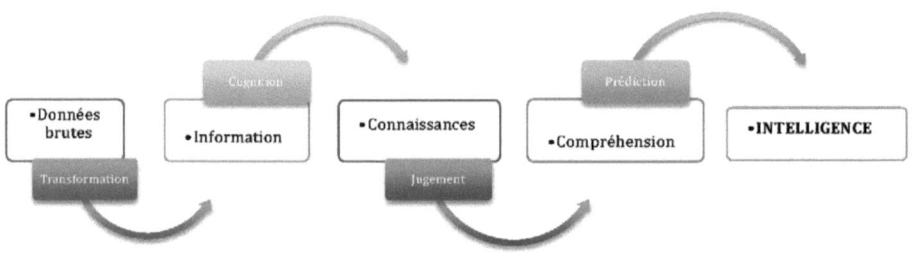

Figure 3: Intelligence: une hiérarchie cognitive (modifiée à partir de Cox, 2009)

À l'origine, l'intelligence fut une approche développée pour le domaine militaire après l'attaque surprise de Pearl Harbour. Le United-States Government Federal Bureau of Investigation (FBI) et les autres organisations qui constituent la communauté d'intelligence des États-Unis utilisent le terme « intelligence » de trois différentes façons :

26

- L'intelligence est un **produit** qui consiste en de l'information raffinée afin de correspondre aux besoins des législateurs.

- L'intelligence est aussi un **processus** par lequel l'information est identifiée, collectée et analysée.

- L'intelligence fait référence à la fois aux **organisations** individuelles qui modèlent les données brutes en produit fini d'intelligence pour le bénéfice des décideurs et à la **communauté** plus large qui regroupe ces organisations (Site web du FBI).

Le but de l'intelligence militaire est de « surveiller et suivre toutes les sources possibles de menace et de transformer ceci en un contenu d'intelligence de grande valeur pour améliorer les activités militaires opérationnelles » (Liao *et al.*, 2003). En 1951, l'Epidemic Intelligence Service (EIS) Program fut créé par le Center for Disease Control and Prevention (CDC), Atlanta, Georgia. Il s'agit à la fois d'une formation et d'un programme dont le champ d'action est l'épidémiologie dans le secteur de la santé publique (Thacker *et al.*, 2001). C'était la première fois que le terme « intelligence » était utilisé pour un domaine en relation avec la santé. En octobre 2011, les États-Unis ont été la cible d'une attaque biologique causant 22 cas d'anthrax, dont 5 furent mortels. Des spores de *Bacillus anthracis* avaient été intentionnellement distribuées via le système postal (Hughes et Gerberding, 2002 ; Jernigan *et al.*, 2002). Dans ce contexte de bioterrorisme et d'EID, le besoin d'améliorer notre capacité à prévoir les risques et donc à agir pour prévenir ces EID, ou, de déployer des moyens dans les zones les plus à risque, est un moteur fort pour la recherche de nouvelles stratégies visant à traquer les menaces pour la santé. Dans le but d'atteindre cet objectif, de nombreux systèmes d'intelligence sur la biosécurité ont vu le jour sur Internet (Lyon *et al.*, 2012), ainsi que des systèmes d'intelligence épidémique (Yde *et al.*, 2012).

Par la suite, plusieurs autres intelligences ont été développées. Il est probable que la plus connue de toutes soit l'intelligence artificielle (en anglais, « artificial intelligence ») même si elle ne fait pas référence à une intelligence organisationnelle mais plutôt à une intelligence individuelle. Elle est définie comme un ensemble de théories et de techniques mises en œuvre en vue de réaliser des machines capables de simuler l'intelligence humaine (Dictionnaire de français LAROUSSE). Jusqu'à présent, les autres formes d'intelligence existantes sont l'intelligence émotionnelle (en anglais, « emotional intelligence ») (Chanlat, 2003 ; Slovey et Mayer, 1990), l'intelligence épidémiologique (en anglais, « epidemiological intelligence ») (Buton, 2006) et l'intelligence économique (en anglais, « business intelligence ») (Pautrat et Delbecque, 2009). Cependant, l'intelligence pour la santé reste un domaine quasiment inexploré.

Le terme d'intelligence pour la santé (en anglais, « health intelligence ») n'a été trouvé que peu de fois lors de la recherche bibliographique. D'une part, des firmes offrant des services en gestion de l'information, telle que Health Intelligence™, utilise cette expression pour mettre l'accent sur leur cible commerciale : les services de gestion de santé. D'autre part, la Public Health Agency of Canada présente des réseaux tels que le Canadian Network for Public Health Intelligence (CNPHI) ou le Global Public Health Intelligence Network (GPHIN) (Site web Public Health Agency of Canada). Ce sont des réseaux internet sécurisés d'alerte précoce dont le but est de détecter des menaces potentielles pour la santé. Ils collectent des informations vérifiées ou non vérifiées, mais pertinentes, à propos des apparitions d'épidémies ou d'autres évènements affectant la santé publique en passant en revue les diverses sources médiatiques. Le GPHIN est un système multilingue unique travaillant dans six langues différentes, à savoir, anglais, arabe, chinois, espagnol, français et russe. Il s'agît d'un des systèmes d'alerte précoce les plus fiables et les plus efficaces au monde. Il a été prouvé qu'il peut détecter la déclaration d'une épidémie en moyenne trois mois et quatorze jours après la déclaration du premier cas (Rotureau *et al.*, 2007).

Deux raisons principales peuvent expliquer que je n'ai trouvé que peu de fois l'expression « health intelligence ». Premièrement, il s'agît d'un concept relativement nouveau. Deuxièmement, l' « intelligence » est un concept d'origine américaine et lorsque des pays non-anglophones essaient de traduire cette notion, le mot « intelligence » n'est pas nécessairement traduit littéralement. Par exemple, comme « military intelligence » est traduit par « renseignements militaires » en français, le CNPHI devient le Réseau Canadien de Renseignements sur la Santé Publique (RCRSP) et le GPHIN est le Réseau Mondial d'Information en Santé Publique (RMISP). « Renseignements » et « information » sont des synonymes qui ne recouvrent pas totalement la notion d'intelligence et une partie de la signification est donc perdue lors de la traduction.

Le dictionnaire Collins propose cette définition : « L'intelligence pour la santé est responsable de la capture et de l'utilisation de connaissances afin d'aider la prise de décisions visant à améliorer la santé de la population. ». Cependant, basée sur l'inventaire des systèmes d'intelligence existants, j'ai ajouté certaines précisions à cette définition. L'intelligence pour la santé peut être définie comme le moyen approprié de collecter, d'analyser, d'interpréter et rapporter l'information en temps réel pour la rendre utilisable par les décideurs afin d'améliorer la santé de la population. Les données et informations sont variées et collectées à partir des diverses échelles locales ou nationales et à partir de nombreuses sources telles que les articles de recherche, la littérature grise, les agences fédérales, provinciales, régionales ou encore les Organisations Non-Gouvernementales (ONG). En collectant des informations plus éclectiques, un système basé sur l'intelligence parvient à alerter précocement à propos d'une menace potentielle pour la santé de la population (Yde *et al.*, 2012).

III. MATÉRIELS ET MÉTHODES

Cette étude fut conduite en quatre phases. Premièrement, une recherche biblio-graphique exploratoire fut réalisée pour (i) distinguer l'intelligence et la surveillance des maladies, (ii) déterminer comment la faune sauvage peut bénéficier d'un tel sys-tème et (iii) identifier quels éléments ou caractéristiques sont nécessaires au dévelop-pement de ce dernier. Deuxièmement, nous avons développé une table de critères et d'indicateurs qui peuvent, en théorie, être suivis dans un système d'intelligence pour la santé. En trois, des informateurs clés ont été interviewés ou enquêtés afin d'évaluer la faisabilité d'une intelligence pour la santé de la faune comme partie intégrante de la gestion des poissons et de la faune sauvage en Colombie Britannique. Enfin, la quatrième étape a été consacrée à une seconde recherche bibliographique afin de dé-terminer quels sont les points critiques à prendre en compte pour l'adaptation de ce système aux LMIC et au Sri Lanka en particulier.

A. Recherche bibliographique pour l'intelligence pour la santé de la faune

L'intelligence pour la santé de la faune n'est pas un terme trouvé dans la litté-rature et est rarement évoquée en santé animale. Ainsi, j'ai entrepris une recherche bibliographique large pour identifier les caractéristiques d'un système d'intelligence pour la santé. Un passage en revue des littératures primaires et secondaires a été con-duite à l'aide de PubMed, Web of Knowledge et Google. Une combinaison des mots et expressions suivants a été utilisée : intelligence, santé, intelligence militaire, intel-ligence pour les épidémies, bioterrorisme, surveillance des maladies, maladies infec-tieuses émergentes (EID), faune sauvage, santé de troupeau.

La recherche et le passage en revue des différents supports ont été réalisés sans évaluation de leur qualité respective. Le but d'une recherche bibliographique explora-toire (en anglais, « scoping literature review ») est de parcourir la littérature afin de trouver des thèmes communs. Il s'agit de la technique la plus appropriée pour l'étude d'un sujet vaste qui requiert l'examen d'études faisant appel à des contextes, méthodes et approches différentes (Arksey et O'Malley, 2005). Les articles, les rapports et les sites internet ont été pris en compte. Les titres et résumés en anglais, français et espagnol ont été examinés puis sélectionnés s'ils satisfaisaient au moins un des critères suivants :

1. ils faisaient le point ou synthétisaient des connaissances à propos de l'intelligence, des systèmes d'intelligence, du suivi de la santé, de la surveillance des maladies, de l'évaluation de la santé, des maladies infectieuses émergentes, des systèmes d'alerte précoce, du suivi de la faune sauvage, de la gestion de la faune sauvage, et des programmes pour la santé de troupeau ;

2. ils informaient à propos des principes fondateurs de l'intelligence et de la construction d'un tel système ;

3. ils définissaient et/ou détaillaient l'intelligence militaire ou l'intelligence pour les épidémies, ou,

4. ils comparaient l'évaluation de la santé et la surveillance des maladies.

Les buts, objectifs et composants communs aux différents systèmes d'intelligence existants ont été considérés comme des caractéristiques d'un système d'intelligence.

B.   Critères pour la santé et collecte des données

Afin d'identifier les indicateurs potentiels de la santé de la faune sauvage, j'ai tout d'abord utilisé un modèle générique pour la santé de troupeau des vaches laitières et pour la santé de la population humaine. Ensuite, j'ai sollicité l'opinion d'experts en interviewant aussi bien des vétérinaires possédant une expertise dans la surveillance des maladies et de la faune sauvage (Dr. Craig Stephen, Dr. Ted Leighton) et dans la gestion de la faune sauvage (Dr. Helen Schwantje) que des biologistes de la faune (Cait Nelson). À partir de ces entretiens, j'ai adapté ces facteurs à la faune sauvage, en séparant les variables en plusieurs catégories relevant des déterminants sociaux, physiques ou environnementaux de la santé ou des conséquences de ces derniers sur la santé.

C.   Enquête des informateurs clés

1.   Justification de l'enquête des informateurs clés

Les résultats d'une recherche bibliographique exploratoire peuvent souvent être complétés par les informations apportées par des experts (Arksey et O'Malley, 2005). Etant donné que l'intelligence pour la santé de la faune est un concept nouveau pour la gestion des poissons et de la faune sauvage au Sri Lanka et en Colombie Britannique, des interviews d'experts était nécessaires. Le but des interviews était de collecter des informations sur les personnes ou organisations fédérales ou locales qui seraient potentiellement susceptibles de participer à la collecte des données pour l'intelligence pour la santé de la faune, et sur les meilleurs moyens d'analyser ces données et de communiquer leur signification. Le besoin de collecter des données sur une courte période de temps et à partir d'un large éventail de domaines de compétences, a désigné les interviews d'informateurs clés comme l'outil le mieux adapté. Les informateurs clés ont été choisis pour leur connaissance approfondie des systèmes en relation avec la santé de la faune. L'avantage de leur utilisation réside dans le fait qu'ils sont très probablement conscients des problèmes relationnels existants et les plus à même d'évaluer le côté pratique de l'implication des acteurs potentiels (Dvorak, 1992).

2.   Choix des informateurs clés

Les informateurs ont été définis comme des personnes possédant une expertise particulière dans un domaine en relation avec au moins un des déterminants de la santé ou les conséquences de l'action de ces derniers sur la santé (*Tableau IV*). Les premiers informateurs clés impliqués furent le Docteur vétérinaire faune sauvage (Dr. Helen Schwantje) qui dirige le BC Ministry of Forests, Lands and Natural Resources Operations (FLNRO) Wildlife Management Branch (Canada), sa collègue (Cait Nelson), une biologiste spécialiste de la faune sauvage et le directeur du CCWHC (Dr. Ted Leighton). Ensuite, un échantillonnage boule de neige a été conduit afin d'identifier au total au moins 6 à 12 informateurs clés. Il a été démontré que ce nombre permettait d'atteindre le niveau de saturation des nouveaux concepts révélés par les interviews lorsque les participants évoluent dans un environnement relativement homogène (Guest *et al.*, 2006). La saturation des données est le moment dans la collecte des données où les nouvelles informations collectées produisent peu ou pas de connaissances supplémentaires.

3. Présentation du questionnaire des informateurs clés

Un format standard fut développé pour guider les interviews des informateurs clés en BC (*Annexe 1*). La trame principale est présentée dans le *tableau II*. Les questions étaient des questions ouvertes ou fermées. Chaque questionnaire a été envoyé par mail, accompagné d'une présentation de l'étude qui expliquait le contexte, la notion d'intelligence pour la santé de la faune, et le but du questionnaire (*Annexe 2*). Les informateurs ont rempli le questionnaire et l'ont retourné par mail. J'ai été disponible pour répondre à leurs questions et apporter d'éventuelles clarifications nécessaires au remplissage du questionnaire.

SUJETS ET THEMES DES QUESTIONS
Participants
Profession en relation avec : la santé de la faune sauvage/humaine/ des ani-

maux domestiques et la surveillance des maladies, la santé publique...
Employeur : gouvernement fédéral/provincial, université, privé, organisation non gouvernementale (ONG)…
Lieu d'exercice de la profession
Utilisation d'internet
Rôle : décisionnaire, gestion et évaluation de la santé de la faune/humaine, gestionnaire des conflits homme/faune, chercheurs...
Connaissance des programmes actuels ayant pour sujet la gestion de la faune, la conservation ou la surveillance
Connaissance de l'intelligence pour la santé
Vision du but de l'intelligence pour la santé : Protéger les humains des maladies zoonotiques/Protéger les humains et les animaux domestiques des confits avec la faune, Protéger la faune sauvage des maladies/ Protéger la santé de la faune et conserver les espèces sauvages
Collecte des données
Présence de tous les éléments importants dans le *Tableau IV (ou Tableau 3 de l'Annexe 1)*
Qui ou quelles agences seraient susceptibles, maintenant ou dans le futur, d'avoir des données ou d'aider à la collecte de celles-ci pour chacune des variables listées dans le *Tableau IV (ou Tableau 3 de l'Annexe 1)*?
Top 5 des informations les plus fiables et dont la collecte est réalisable et ce, sur le long terme (répétabilité) dans le *Tableau IV (ou Tableau 3 de l'Annexe 1)*
Éléments empêchant une collecte des données fiable et répétable
Trois déterminants de la santé ou conséquences sur la santé essentiels dans le *Tableau IV (ou Tableau 3 de l'Annexe 1)* et raisons du choix
Premières espèces prioritaires à bénéficier de l'intelligence pour la santé de la faune et raisons
Analyse et application des données

Compétences et capacité pour les méthodes d'analyse de données : réunion avec les principales parties prenantes et les acteurs potentiels, réalisation de cartes, réalisation de graphiques pour suivre l'évolution des paramètres, statistiques pour la détection d'un changement d'un indicateur, réalisation de modèles
Autres méthodes d'analyse de données
Lacunes et besoins
Lacunes pour la mise en place d'une intelligence pour la santé de la faune
Besoins pour combler ces lacunes dans les 1 à 2 ans
Besoins pour combler ces lacunes dans les 5 à 10 ans

Tableau II : Trame pour le questionnaire destiné aux informateurs clés portant sur l'intelligence pour la santé de la faune en Colombie Britannique

D.   Recherche bibliographique pour l'adaptation aux LMIC

La méthode de recherche bibliographique utilisée précédemment fut suivie. Une combinaison des mots suivants fut ajoutée : intelligence, LMIC, adaptation, santé, faune sauvage, EID. Une attention particulière a été également portée à des documents fournis par le Dr. Craig Stephen (Saint Louis, 2012 ; FAO, 2011 ; Leighton *et al.,* 2012 ; GAO, 2011 et OIE, 2011).

IV. RÉSULTATS

A. Intelligence pour la santé versus surveillance des maladies

Jusqu'à présent, la plupart des programmes dédiés à la santé ont ciblé leurs efforts sur la surveillance des maladies ou un type particulier de surveillance : l'épidémiosurveillance. L'OIE caractérise la surveillance comme la réalisation d'investigations dans une population ou sous-population donnée en vue de détecter la présence d'un agent pathogène ou d'une maladie (OIE, 2006). De nombreux aspects de cette surveillance en santé animale peuvent être retrouvés dans le Code Sanitaire pour les Animaux Terrestres de l'OIE ; Chapitre 1.4. Ainsi, il s'agît d'un processus ponctuel donnant une image de la situation à un instant donné. Alors que d'après Toma *et al.* (1991) « L'épidémiosurveillance est une méthode fondée sur des enregistrements en continu permettant de suivre l'état de santé ou les facteurs de risque d'une population définie, en particulier de déceler l'apparition de processus pathologiques et d'en étudier le développement dans le temps et l'espace, en vue de l'adaptation des mesures appropriées de lutte. » (Dufour et Hendrikx, 2007).

Ces deux types de surveillance, basés sur le diagnostic de laboratoire, sont plutôt des méthodes *a posteriori* qui ont pour but de tracer l'origine et le mécanisme de propagation de la maladie en vue d'améliorer les mesures pour stopper sa progression. La surveillance des maladies repose fréquemment sur des analyses statistiques dont le but est de détecter des modifications en cours. Mais le manque de capacités pour échantillonner, suivre et traquer la faune sauvage crée des biais d'échantillonnage et rend les analyses statistiques discutables (OIE, 2010 ; Stephen, 2013). La comparaison entre l'intelligence pour la santé et la surveillance des maladies est présentée dans le *tableau III*.

36

Caractéristiques	Intelligence pour la santé	Surveillance des maladies
Personnes	Groupes	Individus ou Groupes
Lieu	Aires géographiques locales ou petites	Aires géographiques variables
Temps	Mois à décennies	Heures à mois
Facteurs	Toutes les maladies, le contexte, les déterminants de la santé (environnemental, social), risque pour la santé, statut sanitaire	Principalement les maladies transmissibles, mais aussi les comportements à risque, les blessures et quelques maladies chroniques
Anticiper des "clusters" dans le temps ou l'espace	Oui	Oui
Cible	Planning à long-terme	Détection/Réactivité
Collecte des données	Toutes les méthodes	Directement du client ou médecin ou vétérinaire ou indirectement des services de santé et via des registres
Analyse et interprétation des données	Petit nombre non utilisé	Cas individuels analysés et regroupés comme approprié
Dissémination de l'information	Large: Des professionnels de santé Aux chercheurs, législateurs, planificateurs de programmes, au public	Étroite et large : * Information relative au cas individuels entre les agents de santé et les agents de la santé publique * Données interprétées et regroupées délivrées à ceux qui ont besoin de savoir

Tableau III : Comparaison entre l'intelligence pour la santé et la surveillance des maladies (modifié à partir de Anonyme, 2006)

Ainsi, en extrapolant (Anonyme, 2006), j'ai conclu que l'intelligence diffère de la surveillance de trois façons différentes :

  i.   elle collecte l'information non seulement sur les pathologies et étiologies, mais aussi, sur les risques et les capacités de la population à s'adapter aux changements de l'environnement ;

  ii.   elle a pour sujet la santé par opposition aux maladies seules, et,

  iii. le but de l'intelligence pour la santé est de protéger et de promouvoir la santé par des actions en amont en avance de tout danger tandis que le but de la surveillance est la détection précoce des dangers pour rapidement minimiser leurs effets.

L'intelligence pour la santé et la surveillance des maladies sont des activités en relation et complémentaires (*Figure 4*).

La détermination de l'implication sanitaire face à la découverte d'un pathogène ou tout autre problème naissant requiert une information contextuelle qui peut être délivrée par l'intelligence pour la santé. Le manque d'informations de base sur la faune sauvage, et en particulier concernant les poissons (Ward et Lafferty, 2004), empêche d'interpréter ou de faire des conclusions fiables à propos des schémas d'évolution et des impacts des maladies. Les laboratoires d'analyses biologiques échouent généralement dans l'acquisition d'information contextuelle adéquate nécessaire à la prévision du risque réel que représente, pour les hommes ou les animaux, toute découverte d'EID précédemment inconnues (Sawford *et al.*, 2011). Des informations supplémentaires portant sur la population de faune sauvage et ses interactions avec les hommes et l'agriculture sont souvent requises pour évaluer la nature du risque associé à un épisode de maladie évoluant au sein de celle-ci.

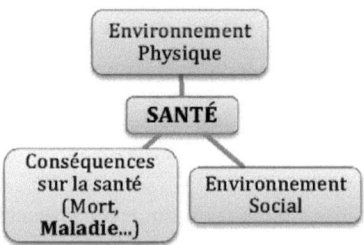

Figure 4 : La maladie : une composante de la santé

Ne se limitant pas à la prévention des maladies, l'intelligence pour la santé de la faune peut être assimilée à un réel programme de conservation de la faune sauvage à long-terme qui s'intègre dans le concept « Eco-Health ». En effet, Deem *et al.* (2008) déclaraient :

> « En fait, l'une des façons de voir l'objectif phare de tout programme de conservation est l'intention de maintenir des populations de faune sauvage et des écosystèmes en bonne santé, sans compromettre la santé humaine. Une par une, la santé de chacun de ces trois composants : faune sauvage, écosystèmes et humains est de plus en plus dépendante des mesures de conservation. »

En me référant à cette vue d'ensemble, je peux conclure que le but de l'intelligence pour la santé de la faune sauvage est de collecter et de combiner de l'information portant sur :

i.   les dangers pour la santé de la faune ;

ii. les conséquences de ces derniers sur la santé ;

iii. les données sur les facteurs affectant l'exposition ou la vulnérabilité d'un animal, et,

iv. l'information sur les facteurs influençant la capacité des animaux à récupérer des dangers provenant des facteurs de stress pour caractériser le statut sanitaire d'une population et, avec de la chance, inspirer des actions pour protéger la santé animale et publique avant que tout impact sévère ne soit détecté (Stephen, 2013).

B.   Le cycle de l'intelligence

Afin de légitimer le cadre de l'intelligence pour la santé de la faune sauvage, il convient de suivre les cycles précédemment établis pour les systèmes d'intelligence déjà existants. Les cycles de l'intelligence trouvés sur les sites web du FBI et de la Central Intelligence Agency (CIA) ont été sélectionnés comme modèles. Différents cycles existent mais le processus fondamental reste le même (*Figure 5*). Premièrement, il a fallu établir les exigences du système.

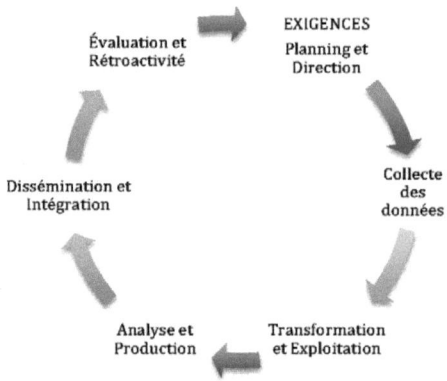

Figure 5 : Le cycle de l'intelligence (modifiée à partir de Anonyme, 2007)

C. Exigences pour un système d'intelligence pour la santé de la faune

1. Indicateurs potentiels des déterminants et des conséquences sur la santé de la faune sauvage

Afin de mieux comprendre la notion de déterminants de la santé et conséquences sur la santé, l'approche utilisée pour la santé de la population humaine a servi de modèle. Cette approche est basée sur la manière dont interagissent les différents facteurs et conditions pour influencer la santé de la population, et, sur l'utilisation de l'information obtenue pour la prise de décisions (Public Health Agency of Canada, 2012). La Public Health Agency of Canada considère que la santé est déterminée par des interactions complexes entre les facteurs sociaux, l'environnement physique et les comportements individuels. Ces facteurs sont nommés « déterminants de la santé » (Public Health Agency of Canada, 2011). L'action de ces déterminants entraîne des changements concernant la santé qui sont décrits comme les « conséquences sur la santé » (WHO, 2013). Parrish (2010) explique : « Les conséquences positives sur la santé incluent : être vivant, avoir un fonctionnement mental, physique et social correct et avoir une sensation de bien-être. Les conséquences négatives sur la santé incluent la mort, la perte de fonction, et l'absence de sensation de bien-être. En contraste avec ces conséquences sur la santé, les maladies et blessures sont des facteurs intermédiaires qui influencent la probabilité d'atteindre un certain niveau de santé ».

Le concept de suivre, à la fois, les déterminants de la santé et les diverses conséquences sur celle-ci dans un contexte d'attentes, de besoins et de ressources n'est pas nouveau en médecine vétérinaire. C'est le fondement de la santé moderne des troupeaux (Risko et Retamal, 2011). En plus de la mort et des maladies, de multiples conséquences sur la santé sont traditionnellement mesurées et intégrées à l'évaluation de la santé de troupeau, comme la reproduction ou les différentes mesures de productivité. Les déterminants de la santé sont toujours pris en compte pour résoudre des problèmes de santé spécifiques tels que le taux de cellules somatiques, ou pour améliorer les plans de gestion de la santé du troupeau (Barkema *et al.*, 2013 ; Whittier and Currin, 2009).

Les déterminants de la santé de la faune seront séparés selon qu'ils sont en relation avec des facteurs biophysiques ou avec l'environnement social. L'environnement dans lequel la faune évolue quotidiennement est un exemple particulier puisqu'il est nécessairement affecté par la présence et la proximité des êtres humains (environnement social) bien qu'il soit avant tout défini par des facteurs biophysiques (*e.g.* sol, végétation). La gestion de la faune par l'Homme a des conséquences sur la capacité des animaux à surmonter les changements. C'est l'influence combinée de tous les déterminants de la santé qui détermine les conséquences de ceux-ci sur la santé telles que la mort, les maladies, la longévité ou la reproduction.

D'autres organisations prennent le parti de suivre à la fois les déterminants, incluant la prise en considération des facteurs sociaux de la santé des animaux, et les conséquences sur leur santé. Via le Global Early Warning System for Animal Diseases including major Zoonoses (GLEWS), ses membres fondateurs ; la FAO, l'OIE et l'OMS ont mentionné l'importance du suivi de nouvelles données. « Les incidents concernant la faune sauvage sont rapportés occasionnellement et sans information épidémiologique complète. Des données plus complètes incluant les espèces spécifiques affectées, le nombre de morts ou d'animaux malades, une géolocalisation précise, et toute information épidémiologique et environnementale pertinente telle que l'habitat, la proximité des fermes d'animaux domestiques, *etc.* rendrait l'information plus complète et fournirait l'information nécessaire permettant d'étudier correctement les déclarations d'infection et la prévention des maladies, et les stratégies d'atténuation de leurs conséquences. » (GLEWS, 2013). La FAO encourage l'utilisation d'un système non officiel de signalement de cas de morbidité et de mortalité parmi la faune sauvage, le Wildlife Health Event Reporter (WHER) qui est lié au système EMPRES-i de la FAO pour « améliorer les capacités mondiales de détection rapide en utilisant les informations résultant de la surveillance des maladies animales. » (GLEWS, 2013). Les facteurs socio-économiques incitent au développement de comportements qui mènent à des modifications de l'environnement et qui produisent des interactions à haut risque (FAO, 2011). En effet, « il est essentiel de suivre et d'analyser les tendances et problèmes qui affectent l'agriculture et la santé animale, en particulier les changements sociétaux, technologiques et industriels afin d'aider à déterminer quand et où les conditions sont optimales pour l'émergence de maladies. Il est important de générer de nouvelles hypothèses pour l'émergence de maladies et les facteurs liés à l'émergence de maladies tout comme il l'est de surveiller les risques déjà connus. » (FAO, 2011).

Afin de traduire l'idée théorique d'intelligence pour la santé en un programme actif dont l'efficacité pourrait être mesurée, des indicateurs spécifiques sont nécessaires. Un indicateur est « une mesure d'intérêt qui est utilisée pour rendre compte d'un concept, d'un produit ou d'un processus que nous ne pouvons pas mesurer directement » (Flowers, 2005). Il y a deux types d'indicateurs de santé :

    a. Les indicateurs du statut sanitaire mesurent les conséquences des facteurs de stress sur la santé et/ou les facteurs de risque. Ainsi, les indicateurs, dans le premier cas, peuvent avoir trait aux maladies, à la mort, aux blessures, à la fécondité ou à la forme physique des animaux. Dans le cas des facteurs de risque, les indicateurs peuvent inclure les changements des déterminants socio-environnementaux de la santé tels que l'habitat total disponible ou les régulations relatives à la chasse ;

    b. Les indicateurs de performance mesurent les aspects relatifs à la performance du système d'intelligence pour la santé et sont des outils pour l'évaluation de cette performance. Ces aspects peuvent avoir trait au fonctionnement (utilisation, accessibilité), à la gestion (coût, communication) ou aux infrastructures (Pope, 2003).

Le *tableau IV* fournit un résumé des concepts trouvés dans la recherche bibliographique exploratoire et énonce quelques indicateurs potentiels qui pourraient être intégrés à la constitution d'un programme d'intelligence pour la santé de la faune sauvage. Cait Nelson a mentionné que les termes « observations », « surveillance active » et « surveillance passive » peuvent avoir différentes significations au sein de la BC. Une définition, fidèle à la signification donnée à ces termes par le Wildlife Managment Branch de BC, a été élaborée grâce à son aide.

FACTEURS DE SANTÉ	PRINCIPE	MESURES spécifiques à une espèce		
		Sujet	Caractéristiques	Exemples de données
DÉTERMINANTS DE LA SANTÉ				
Environnement physique et social	HABITAT	Type	Caractéristiques spatiales	Saisie de toutes les dimensions adéquates des habitats spécifiques
		Climat	Données météorologiques	Variabilité de la Température, de l'Humidité et des Pluies
		Air	Qualité de l'air	Index de la pollution de l'air, Visibilité, Particules, Pluies acides
		Sol	Géomorphologie	Glaciers, Changements de la côte (érosion)
			Processus géologique	Activité sismique, Qualité de l'air des grottes
			Qualité du sol	Analyse des sols, Structure, Stabilité, Permafrost, Fertilité
		Eau	Type de points	Océan, Mer, Rivière,

	d'eau			Lac, Lagon (eau saumâtre), Réservoir
		Disponibilité	Qualité	Analyse d'eau (minéraux, produits chimiques, microorganismes), Source de pollution (égouts, produits chimiques), Eutrophisation, Acidité
			Quantité	Nombre de points d'eau, Dimensions
		Accessibilité		Lieu, Accès à l'eau
	Nourriture	Type de nourriture		Végétation, Fruits, Proies
		Disponibilité	Qualité	Analyse nutritionnelle, Source de pollution, Diversité
			Quantité	Dimensions de l'étendue de la végétation, Abondance des proies
			Durabilité	Présence d'espèces « alien » invasives et déprédation[1]
		Accessibilité		Lieu, Accès à la nourriture
	Abris	Type d'abris		Végétation, Grotte, Terriers...
		Disponibilité	Qualité	Densité de la végétation, Dimensions, Type de sol
			Quantité	Surface dont la densité de végétation est supérieure à x
		Accessibilité		Lieu, Accès
	Espèces indicatrices de l'habitat			Statut : En voie de disparition ou Abondant
	Utilisation	Distribution		Localisation des individus ou troupeaux et de

				leurs prédateurs
		Proximité des êtres humains	Villages/Villes/Habitations/Campings	Distance, Localisation, Dimensions
			Infrastructures (Chemins, Routes, Bâtiments)	Distance, Densité, Localisation, Dimensions, Tracé
		Présence des êtres humains	Villages/Villes/Regroupement de personnes	Distance, Nombre d'habitants
			Utilisation de la terre	Type d'agriculture, Foresterie, Tourisme
			Fragmentation de l'habitat	Dimensions de l'habitat total disponible, Dimensions des fragments, Distance entre les fragments, Taille moyenne des fragments, Ecart-type de la taille des fragments
			Fréquentation des infrastructures (Chemins, Routes, Bâtiments)	Nombre de personnes ou véhicules par jour, mois ou année
			Pollution sonore, Pollution lumineuse	Nombre d'heures/jour, espèces concernées
			Interactions faune sauvage/Homme	Espèces, Type d'interaction, Nombre d'interaction par jour, mois, ou année
Environnement social	GESTION DE LA FAUN	Mesures et lois gouvernementales		Buts, Objectifs, Actions, Résultats, Évaluation et Rétroactivité
		Stratégie de gestion des organisations non gouverne-		

E SAU-VAGE	mentales (ONG)		
	Conflits sanitaires avec les hommes ou les animaux domestiques		Blessures ou maladies causées par la faune sauvage, Zoonoses
	Déprédation[1]		Dégradation de l'agriculture, des infrastructures et des quartiers

CONSÉQUENCES SUR LA SANTÉ

Mort	Présence de carcasses		Espèce, Date, Lieu, Cause de la mort, Âge, Nombre de morts, Autres espèces concernées (Observations[2], Surveillance passive[3] et active[4])
Longévité	Pyramide des âges		Nombre d'adultes, Nombres de petits
Comportement anormal **Maladie**	Observation du comportement		Espèce, Signes cliniques, Date, Lieu, Cause, Âge, Nombre de cas, Autres espèces concernées (Observations[2], Surveillance passive[3] et active[4])
Stress	Comportement		Couché, Debout, En train de courir, En train de marcher
	Niveau de stress		Hormone de stress (Fèces, Poils, Sang)
Productivité	Reproduction	Pyramide des âges	Nombre d'adultes, Nombres de petits
	Abondance		Nombre d'individus
	Diversité génétique		Génétique (Fèces, Poils, Sang)
	Ressources	Utilisation de la faune sauvage par l'homme	Rapport de chasse et de braconnage, Nombre d'individus utilisés pour la culture et le

			travail
Handicap	Mobilité	Comportement Blessures	Debout, En train de courir, En train de marcher
	Activité		En train de chasser, Se nourrir, S'abreuver, Se reproduire
Statut nutritionnel	État d'embonpoint		Mesure de l'épaisseur de graisse au niveau de la croupe et des côtes

[1] *Déprédation :* Dégâts causés à des propriétés, des biens, par quelqu'un, par des animaux (Dictionnaire LAROUSSE)

[2] *Observation :* L'action d'observer la présence de carcasses, des signes de maladies ou des comportements anormaux et de rapporter l'évènement aux autorités compétentes

[3] *Surveillance passive :* Échantillonnage opportuniste sur un animal mort

[4] *Surveillance active :* Action d'aller sur le terrain et collecter des échantillons pour une maladie particulière

Tableau IV : Les facteurs de santé et données à collecter dans le cadre de l'intelligence pour la santé de la faune

Il existe de nombreuses façons de collecter des données afin de compléter le *tableau IV*. Cela peut inclure la participation d'individus, de groupes ou d'organisations et l'utilisation d'une recherche via Internet. Au même titre qu'interviewer l'éleveur est un point critique pour l'évaluation de la santé d'un troupeau laitier, les agents de terrain et la population peuvent permettre d'acquérir des informations primaires concernant la faune sauvage à propos des facteurs de santé présentés dans le *tableau IV*. La participation de la population permet une surveillance passive très étendue, tout au long de l'année, et ne doit pas être mise de côté. Plusieurs exemples ont prouvé que la participation des civils est un facteur important pour la gestion écologique et que, lorsque la population locale ne participe pas au projet, certains objectifs ne peuvent être atteints (McNeely *et al.*, 1990 ; Ransom *et al.*, 2012). La peste bovine est un bon exemple requérant la participation de la population. Eradiquée en 2011, la surveillance de la maladie est toujours d'actualité. Une prise de conscience pertinente a été de reconnaître que la communauté avait souvent une meilleure intelligence à propos de la distribution géographique du risque de peste bovine et de l'histoire de la maladie dans la région que les services nationaux vétérinaires. L'implication de la population pourrait fournir des informations qui, quand elles sont utilisées dans une perspective d'analyse de risque, pourraient conduire à la détection de foyers actifs et réémergents de peste bovine » (FAO, 2011). L'analyse de risque sanitaire est définie par l'OIE comme une application rigoureuse de bon sens pour déterminer si il existe d'importants risques en rapport avec la santé, associés à une activité donnée (OIE, 2010). Beaucoup des sources de données nécessaires afin de compléter le *tableau IV* ne seraient pas trouvées au sein des programmes de santé animale déjà existants. Il est probable que des partenariats avec d'autres agences gouvernementales, nongouvernementales et le secteur privé soient nécessaires. Ainsi, l'intelligence pour la santé nécessite une approche participative basée sur la collaboration et fournit des informations nécessaires à l'analyse de risque.

2. Caractéristiques de bons indicateurs de l'intelligence pour la santé

Le *tableau IV* propose une liste d'indicateurs et de critères à collecter dans le cadre de l'intelligence pour la santé de la faune construite à partir d'approches préexistantes regardant la santé de troupeau et la santé de la population humaine. Il existe divers problèmes qui peuvent restreindre l'accès ou l'utilisation de certaines des données proposées. Cependant, avant de se confronter à ces défis, il est important de considérer, en premier lieu, comment maximiser la qualité des données qui pourraient être incorporées dans un système d'intelligence pour la santé. L'étape suivante, importante pour développer le modèle final d'intelligence pour la santé, est donc de définir les critères déterminant de « bons » indicateurs.

De nombreux indicateurs existent mais peu de recherches ont été effectuées pour déterminer quelles sont les caractéristiques d'un « bon » indicateur (Pope, 2003 ;

Flowers *et al.*, 2005 ; Bird *et al.*, 2005) (*Tableau V*). Le futur développement d'un système d'intelligence pour la santé de la faune sauvage devrait appliquer le *tableau V* ou des critères similaires afin de d'évaluer les sources de données potentielles avant leur inclusion dans le système.

Informations à préciser	Caractéristiques pour un bon indicateur
Titre	Déclaratif et descriptif
Origine	L'organisation ou l'unité de laquelle est originaire l'indicateur ou l'origine des données utilisées pour le calcul de l'indicateur
Cible	La réglementation visée par cet indicateur
Pertinence	Un indicateur doit être comme un "mandataire" de la mesure sous-jacente. Dans le cas de suivi de la performance, il doit être pertinent pour le suivi des objectifs précédemment définis.
Association	Indiquer si l'indicateur est associé avec une structure, un processus ou un résultat
But	Le but de l'indicateur : communication, données d'échantillonnage
Validité apparente	Essayez d'utiliser un indicateur existant si possible
Validité de construction	L'indicateur doit être valide : il doit pouvoir potentiellement mesurer ce qu'il est censé mesurer. Et la construction de l'indicateur doit être simple et avoir du sens : préciser le numérateur et le dénominateur ainsi que le comparateur si besoin.

Mode de collecte	Collecte de routine ou spéciale
Unité	Unité de l'analyse : lieu, institution, personne...
Fréquence	Un indicateur doit être suivi avec la fréquence adéquate afin de permettre la détection de changement.
Méthode	Quantitative ou Qualitative
Calcul si nécessaire	Indiquer l'opération : division simple…
Comportement	Un indicateur doit avoir le potentiel statistique de détecter un changement survenant dans les éléments le constituant et ses modifications doivent être interprétables.
Répétabilité	Un indicateur et sa définition doivent être constants au cours du temps. Les changements dans la collecte de données doivent être surveillés. Un changement significatif pourrait amener à la révision de l'indicateur.
Influence	Préciser en quoi l'indicateur peut influencer ou améliorer une pratique ou un comportement.
Forces	Indiquer les forces de l'indicateur
Faiblesses	Indiquer les faiblesses de l'indicateur
Risques de création d'incitations perverses	Un indicateur doit éviter de créer un comportement pervers qui pourrait amener à un biais.
Équilibre	Un indicateur doit être équilibré et ne pas toujours se concentrer sur une partie précise du système

Tableau V : Caractéristiques d'un bon indicateur

D.   Résultats des interviews des informateurs clés

Participants au questionnaire

Sept des vingt informateurs clés invités à participer ont répondu au questionnaire, atteignant ainsi notre objectif de six participants nécessaires à la saturation potentielle des données. Les domaines d'activité professionnelle des experts recou-
vraient : la santé de la faune sauvage et domestique, la gestion des maladies ou la recherche en faune sauvage. Ils occupaient des postes variés dans différentes structures
incluant des cliniques vétérinaires privées, le Ministry of Forests, Lands and Natural
Resource Operations, le Ministry of Environment, des ONG, des parcs zoologiques
ou des centres de réhabilitation de la faune sauvage. Certains des participants occupaient plusieurs postes simultanément.

Connaissance des projets en cours visant la faune sauvage

Les participants avaient une bonne connaissance de la gestion de la faune sauvage, et des programmes de conservation et de gestion de maladies en BC. La question était volontairement ouverte et les réponses ont dépassé mes attentes. Ils ont
fourni entre deux et dix noms de programmes. Environ vingt programmes différents
ont été cités en exemple, ciblant diverses espèces telles que les oiseaux, les chauves-
souris, les grenouilles, les tortues, les rennes et les marmottes.

Connaissance de l'intelligence pour la santé de la faune

Un seul participant avait connaissance de l'existence de l'intelligence pour la
santé de la faune. Il a écrit : « J'ai travaillé avec le CCH et la CFIA (Canadian Food
Inspection Agency) sur cette notion et le CCWHC a été le pionnier dans le dévelop-

pement d'approches visant à mesurer des paramètres relatifs à la santé de la faune sauvage (plutôt que relatifs aux maladies). »

But de l'intelligence pour la santé de la faune

Les participants partageaient la même vision à propos du but de l'intelligence pour la santé de la faune. C'est un moyen de promouvoir la protection de la santé et la conservation de la faune sauvage. La protection de la faune sauvage contre les maladies est apparue comme le second but le plus important. Et enfin, les critères impliquant les humains ; la protection des hommes contre les zoonoses et la protection des hommes et des animaux domestiques contre les conflits avec les animaux sauvages, étaient classés en troisième et quatrième place.

Données nécessaires

Après avoir passer en revue le *tableau IV*, les informateurs clés ont conclu que les données que nous avions proposé de collecter étaient pertinentes.

Certains participants ont fait des remarques ou apporté des précisions à propos du tableau.

Abondance de l'espèce – La masse critique, définie comme le nombre minimal d'individus constituant assez de diversité génétique pour assurer la durabilité de l'espèce, a été mentionnée comme étant importante à prendre en compte lorsque l'abondance d'une espèce est évaluée.

Environnement social – L'accent a également été porté sur l'environnement social. « L'environnement social devrait inclure les règlements sur le zonage qui définissent quelles activités peuvent être réalisées dans une zone donnée. Le zonage est plus souvent utilisé au niveau municipal. Mais, le même principe est appliqué pour désigner les zones dites protégées, comme les parcs nationaux ou provinciaux, *etc.* et chaque désignation implique des régulations des activités humaines. »

Environnement physique – Les évènements inattendus tels que les tempêtes et les feux doivent être consignés car ils affectent l'environnement.

Comportement et handicap – La distance parcourue par unité de temps devrait servir d'index pour évaluer la normalité ou la situation de handicap concernant un comportement donné.

Nutrition – L'opinion des experts différait à propos de la meilleure façon d'évaluer le statut nutritionnel d'un animal.

D'un côté, certains experts partent du principe que plusieurs indices de note corporelle ayant été développés pour différents groupes d'animaux, ces indices fournissent de meilleurs mesures de l'état d'embonpoint que ne le font les mesures d'épaisseurs de graisses seules.

Cependant, mesurer l'état d'embonpoint d'un animal de manière standardisée présente des difficultés. Pour illustrer cette difficulté, je peux citer en exemple l'évaluation de l'état corporel de rennes nordiques après la capture d'animaux en liberté dans le cadre d'un projet de translocation à l'intérieur de la province de BC. L'évaluation a été réalisée visuellement, sur des animaux anesthésiés après capture, par plusieurs biologistes ayant des connaissances dans la contention des rennes, mais sans l'utilisation de protocole standardisé. Il n'existe pas de méthode standard pour l'évaluation de l'état corporel des rennes, donc, ils furent classés par catégorie : note d'état corporel pauvre, modérée ou bonne. Après transport, et avant la relâche, chaque animal a été anesthésié de nouveau et réexaminé mais, cette fois, une échographie a été réalisée pour évaluer l'épaisseur de graisse au niveau de la croupe grâce à une méthode précédemment utilisée sur d'autres rennes par une équipe expérimentée. Un manque de concordance entre les deux méthodes employées pour évaluer l'état corporel fut révélé (Dr. Helen Schwantje, communication personnelle).

Collecte des données en BC

Déterminer qui, ou quelle agence, à l'heure actuelle ou dans le futur, est susceptible d'avoir les données, ou, pourrait aider à la collecte des données pour chaque catégorie de données relatives à la santé listée dans le *tableau IV* a été la partie la plus difficile du questionnaire. Cinq des sept participants ont rempli le tableau. Les acteurs potentiels proposés dans le questionnaire (vétérinaire faune sauvage provincial, vétérinaires privés, employés de parcs provinciaux ou fédéraux, biologistes et chercheurs indépendants, employés de la Canadian Food Inspection Agency, groupe spécifique de volontaires, le grand public, les membres des Premières Nations, les trappeurs, les chasseurs, les pêcheurs, les touristes et les observateurs de la faune sauvage, les géo-chercheurs et les spéléologues, les compagnies de héli-ski et héli-randonnée, l'industries des guides professionnels, les cavaliers de l'arrière-pays, les équipes de voirie, les observateurs d'oiseaux, la communauté de réhabilitation de la faune sauvage, les naturalistes, les fermiers et les gestionnaires de ranchs, les éleveurs de gibier, les groupes œuvrant pour la conservation, les ONG) ont tous été approuvés par les participants. De plus, une liste des ministères qui pourraient être impliqués dans la collecte des données leurs a été soumise. Le Ministry of International Trade de BC a été le seul de la liste à avoir été jugé comme étant probablement inutile. En BC, le Ministry of Aboriginal Relations and Reconciliation, le Ministry of Agriculture, le Ministry of Community, Sport and Cultural Development, le Ministry of Energy and Mines, le Ministry of Environment, le Ministry of Forests, Lands and Natural Resource Operations, le Ministry of Health, le Ministry of Jobs, Tourism and Skills Training, le Ministry of Natural Gas Development et le Ministry of Transportation and Infrastructure ont été considérés comme sources d'information avec des bases de données déjà existantes. L'*annexe 3* présente les résultats. L'ONG Ducks Unlimited, impliquée dans la conservation des zones humides et des zones des habitats de montagnes pour les gibiers d'eau et autre avifaune, a aussi été citée comme source de données par un des participants. Les experts ont précisé que, quelquefois, ils ont dû faire l'hypothèse de l'existence de certaines bases de données. Je n'ai pas disposé d'assez de temps pour vérifier auprès des différents ministères l'existence de ces supposées bases de données mais l'*annexe 3* peut constituer une base pour de plus amples investigations. Quelques bases de données existent déjà dans divers ministères et beaucoup d'acteurs pourraient être impliqués dans la collecte des données. En conclusion, il y aurait de nombreux secteurs susceptibles d'être pertinents pour le cadre théorique d'intelligence pour la santé de la faune.

Top 5 des données fiables à collecter et limites

J'ai demandé aux participants de nommer leur top 5 d'informations qu'ils estiment les plus fiables, les plus facilement et les plus constamment (répétabilité) collectables. Les experts n'ont pas fourni de réponses homogènes. Le *tableau VI* rassemble les réponses par thèmes clés.

Thèmes \ Données	Environnement physique et social : habitat	Environnement social	Conséquences sur la santé
Données considérées les plus fiables à collecter et collectables en continu	Caractéristiques spatiales Données météorologiques Type de point d'eau Coordonnées de l'habitat	Gestion de la faune sauvage – Lois gouvernementales	Mort Stress Distribution des âges Diversité génétique
Exemples de sources spécifiques proposées par les informateurs	*Vegetation Resource Inventory (VRI)* *Integrated Land Management Bureau (ILMB)* *Governement Spatial Data Species Inventory Database (SPI British Columbia, Ministry of Environment)*	*Wildlife Act*	*British Columbian Wildlife Health Database* *Animal Health Centre*

Tableau VI : Données considérées les plus fiables à collecter pour la mise en place de l'intelligence pour la santé de la faune

Les premières limites évoquées empêchant la collecte des autres données d'une manière fiable et répétable étaient le manque de connaissances à propos du lieu où ces données pouvaient être collectées et les financements.

Le temps nécessaire, la difficulté de la collecte des données, et le manque de formation à propos des techniques appropriées pour évaluer la santé des individus ou des populations, même au sein des vétérinaires, furent également évoqués comme limites.

Enfin, les experts ont déclaré que la plupart des autres données n'étaient pas mesurées avec assez de régularité à l'extérieur des zones habitées et étaient plus susceptibles d'être des mesures qualitatives et non pas quantitatives.

Trois éléments essentiels

Le *tableau IV* est une vaste liste de possibles indicateurs. Il fournit plus d'options de source de données que ne peut en gérer, en première intention, un seul programme. J'ai demandé aux participants d'identifier les trois données essentielles à collecter qui permettraient d'évaluer rapidement et de manière fiable la santé de la faune indépendamment de la fiabilité de collecte.

Qualité de l'habitat – Les experts ont reconnu que l'habitat est un composant important à prendre en compte. La qualité de l'habitat était une réponse récurrente. Une justification était : « Sans habitat, vous n'avez pas de population en bonne santé. » Elle fut décrite comme étant conditionnée par la qualité nutritionnelle et l'utilisation de l'habitat. Ainsi, les participants ont identifié l'état corporel, les caractéristiques spatiales et la présence humaine comme indicateurs de la qualité de l'habitat. Un participant a mentionné les conflits sanitaires avec les humains et les animaux domestiques, qui sont également en lien direct avec l'utilisation de l'habitat. Il expliquait : « Comme les humains empiètent sur l'habitat critique, il y a aura de plus en plus de conflits avec la faune sauvage [...] Un animal sauvage qui meurt sous les tirs d'un officier chargé de la conservation n'est pas différent de celui qui meurt suite à des blessures ou à une maladie. »

Mort/Maladie/Comportement anormal – La mort, les maladies et les comportements anormaux ont généralement été associés ensemble. Ils constituent les éléments les plus susceptibles d'être observés et signalés. De plus, ces données sont déjà collectées dans le cadre de la surveillance des maladies en BC. Cependant, le suivi du stress a été énoncé comme étant intéressant à mettre en place car des méthodes existent pour quantifier le stress chronique et permettrait une comparaison à travers les années et d'évaluer les tendances.

Productivité – Les informateurs clés ont considéré que le taux de croissance de la population et la pyramide des âges sont des indicateurs quantitatifs importants de la santé des populations de faune sauvage.

Espèces sauvages prioritaires en BC

Les experts, indépendamment les uns des autres, étaient en accord à propos des espèces prioritaires mais pas nécessairement à propos de leur importance relative. J'ai organisé les espèces proposées par clades, nombre de citations par les participants et par rangs attribués (*Tableau VII*). Les grenouilles et les chauves-souris sont les deux espèces qui ont été le plus souvent mentionnées. Elles sont menacées, respectivement par, le champignon Chytride *Batrachochytrium dendrobatidis* (Bd) et le syndrome du museau blanc (White Nose Symdrome) qui causent des diminutions drastiques au sein des populations (CCWHC, 2013a ; CCWHC, 2013b). Un participant a émis l'hypothèse que le champignon Chytride éliminerait toutes les grenouilles de BC d'ici dix ans. Le syndrome du museau blanc était un des sujets abordé lors de la réunion annuelle du CCWCH à Saskatoon et son extension fut révélée comme étant en progression depuis la côte Est du Canada.

Clade	Espèces	Cités par x participants sur 7	Rangs donnés de 1 à 5 (nombre de fois)	Raisons évoquées par les participants pour le classement de l'espèce comme prioritaire
AMPHI-BIENS ET REPTILES	Toutes en général	6	2(2), 4(4)	À risque à l'échelle mondiale et en BC Pas de protection Le champignon Chytride *Batrachochytrium dendrobatidis* (Bd) pourrait éliminer toutes les grenouilles d'ici une décennie
MAMMI-FÈRES	Chauves-souris	4	1(2), 3(2)	Menacées par le syndrome du museau blanc en BC Pas de données disponibles Devient à risque dans d'autres localisations
	Élans	3	1, 2(2)	En déclin dans certaines zones ; en cause : la coupe de bois sauvage, les dendroctones du pin et la sur-chasse Pas de données disponibles Importance de la chasse : intérêt social et accès pour l'échantillonnage
	Caribous	3	1(2), 4	À risque/En déclin

	des bois			Pas de données disponibles
	Mouflons	3	3, 5(2)	Menacés par les maladies des moutons domestiques et par les épidémies de pneumonies Importante valeur pour la chasse et les naturalistes
	Blaireaux	2	3(2)	En déclin/À risque
	Cerfs à queue noir ou cerfs mulet	1	2	Espèce terrestre clé, sensible aux maladies émergentes comme la Chronic Waste Disease (maladie à prions) et les Adénovirus
	Puma	1	2	Surestimé en tant que menace pour les humains et les animaux domestiques et beaucoup trop facilement éliminé (abattu) sans considération
	Grizzly/ Ours bruns	1	5	Espèce en haut de la chaine alimentaire : sensible à toutes les modifications de l'environnement
	Mammifères marins	1	5	Présence de toxines
OISEAUX	Oiseaux chanteurs	1	1	En déclin notable
	Corvidés	1	2	Surveillance du virus West Nile
	Cygnes	1	3	Empoisonnement au plomb

	Trompette			
POISSONS	Saumons sauvages	1	1	Espèce clé dans plusieurs écosystèmes
	Harengs du Pacifique	1	3	Espèce clé dans l'écosystème marin
DIVERS	Espèces exotiques envahissantes	1	5	Espèces telles que l'écureuil gris de l'Est, étourneaux, *etc.*, sont, essentiellement, porteurs de maladies dans nos habitats

Tableau VII : Espèces prioritaires proposées qui devraient bénéficier de l'intelligence pour la santé de la faune en Colombie Britannique (BC)

Méthodes d'analyse et d'exploitation des données

Tous les participants n'étaient pas familiers avec l'exploitation des données. Cependant, ils étaient d'accord sur la nécessité de récolter des données de grande qualité et en temps réel ; ce sont donc ces caractéristiques qui devraient déterminer le type de transformation que peuvent subir les données. Les méthodes d'analyse des données proposées étaient l'organisation de réunions, la réalisation de cartes, de graphiques, l'analyse statistique et la réalisation de modèles (*Tableau VIII*). La BC a été jugée comme ayant les compétences et les ressources nécessaires à l'application de ces méthodes. Aucun participant n'a proposé de méthodes d'analyse supplémentaire.

Exemples de transformation des données	Exemples de produits	Compétences nécessaires	Besoins en Infrastructures ou Matériel
Réunion	Échange d'intelligence biologique humaine et d'expériences	Connaissance des données Communication	Lieu de réunion
Réalisation de cartes géographiques	Cartes de la répartition des espèces, de leur habitat, leur abondance, des interactions entre faune sauvage et hommes	Connaissance des données Communication	Équipement informatique Papier
Réalisation de graphiques	Suivi des conséquences des facteurs de stress sur la santé, évolution des paramètres de l'habitat	Informatique : *i.e.* Excel Mathématiques	Équipement informatique Papier
Statistiques	Détection des changements des indicateurs	Statistiques Informatique	Équipement informatique
Réalisation de modèles	Modèles prédictifs des changements futurs	Statistiques Informatique	Équipement informatique

Tableau VIII : Capacités de transformation des données identifiées par les informateurs clés

Lacunes et Besoins

Les informateurs ont identifié les lacunes pour la mise en place d'un programme d'intelligence pour la santé de la faune en BC et les actions à court et long terme qui peuvent être entreprises pour rendre ce programme réalisable.

Coordination, capacité et financement – La lacune la plus récurrente mise en lumière par les informateurs a été le manque de coordination dans la collecte des données. La capacité existante et le financement ont été également identifiés comme facteurs limitants.

Actions à court *terme* – Les informateurs ont mentionné plusieurs actions à court terme.

Dans les deux ans à venir, ils ont suggéré un effort coordonné pour identifier quelles données doivent être collectées et comment elles doivent être collectées. La technique de collecte des données utilisée aux États-Unis a été proposée comme modèle potentiel, sans que, pour autant, aucune précision ou justification de ce choix n'ait été apportée.

Puis, les parties prenantes devront être convaincues de l'utilité d'apporter leur soutien à la collecte des données par des incitations.

Les informateurs ont été unanimes sur le fait qu'un programme pour l'intelligence pour la santé de la faune devrait commencer dans un seul, ou dans un petit nombre d'écosystèmes ou de zones géographiques, et devrait avoir des objectifs précis et spécifiques. De plus, il devrait se concentrer, dans un premier temps, sur une audience spécifique ; les Premières Nations et la communauté des chasseurs ont été mentionnées. En effet, je pense qu'il est probable que ces communautés soient les plus concernées par la santé de la faune car elles comptent sur celle-ci pour leurs besoins quotidiens ou leurs loisirs.

S'assurer de l'engagement du gouvernement à financer un tel programme et à entreprendre des actions en fonction des résultats obtenus a également été décrit comme un objectif à court-terme. Cependant, un participant a répondu : « La protection de l'habitat est le pivot ou la pierre angulaire pour la santé de la faune. Sans une protection adéquate de l'habitat (et une amélioration de cette protection), sans une masse critique d'espèces sauvages en bonne santé et génétiquement robustes dans chaque zone biogéoclimatique, et sans une protection d'un nombre significatif de chacune de ces zones à travers la province contre un développement sans retenue, les micro-détails d'un programme pour la santé de la faune n'auront que peu de valeur. » Il apparaît donc que l'amélioration de la protection de l'habitat devrait être un projet essentiel à développer en parallèle.

Actions à long terme – Dans les cinq à dix ans, les informateurs clés ont précisé qu'un programme d'extension progressive de la couverture géographique et écologique de la province, que l'établissement des méthodes de collecte de données, qui auront été identifiées comme les paramètres les plus utiles, et que des approches analytiques, qui fournissent le meilleur support pour la prise de décisions, devraient être mis en place.

De plus, la mobilisation des connaissances et des plaidoyers ont été mentionnées comme nécessaires pour aider le Ministry of Environment de BC à améliorer sa compréhension et sa prise de conscience de l'importance critique que représente le protection de la faune sauvage et du travail des personnes qui œuvrent pour la protection de l'environnement.

E.   Lacunes générales

Je n'ai trouvé aucun article à propos des lacunes générales de l'intelligence pour la faune. L'intelligence pour la santé de la faune est un concept nouveau. Ainsi, évaluer les lacunes d'un tel système représente un défi ; cependant les participants au questionnaire en ont anticipées quelques unes. La liste des potentielles lacunes a été établie en se basant sur les obstacles posés par la composante déjà connue du système d'intelligence pour la santé, à savoir la surveillance des maladies animales et des zoonoses. Un atelier de formation international organisé par la FAO à propos des défis des systèmes d'information nationaux, régionaux et mondiaux et de la surveillance des maladies animales majeures et des zoonoses en novembre 2010 a réuni des experts du monde entier. Les trente-quatre participants appartenaient à différents horizons : organisations internationales et régionales, services nationaux vétérinaires, médicaux et en relation avec la santé, institutions académiques et ONG. L'atelier s'est intéressé aux pays à revenu élevé, aux LMIC, et aux organisations internationales. Les experts ont produit une liste de vingt-sept critères (*Tableau IX*) qui limitent l'efficacité de la surveillance régionale et internationale des maladies animales et zoonoses (modifié à partir de FAO, 2011).

Nombre	Facteurs limitants généraux pour la surveillance des maladies animales et zoonotiques
1	Qualité variable de la surveillance nationale
2	Manque de standardisation des données lorsqu'elles sont rapportées
3	Manque de surveillance efficace des maladies de la faune sauvage
4	Coordination insuffisante entre les structures internationales
5	Manque de partage de données entre les structures internationales
6	Utilisation de programme informatique non open-source pour le stockage et l'analyse des données
7	Manque de compétence des laboratoires dans de nombreux pays
8	Formation insuffisante en méthodologie de la surveillance
9	Financement insuffisant pour la surveillance
10	Réticence de nombreux gouvernements nationaux à partager des données (indépendamment du signalement obligatoire)

11	Manque de leadership pour la surveillance par les structures internationales et régionales
12	Manque d'outils pour saisir électroniquement les données sur le terrain
13	Retour (Feedback) insuffisant vers les collecteurs et/ou fournisseurs de données
14	Difficultés pour la mise en relation et l'intégration des données de laboratoire en provenance des agences de santé publique et animale
15	Difficultés pour la mise en relation et l'intégration des données en provenance des agences de santé publique et animale
16	Faiblesse de la mise en réseau des laboratoires nationaux
17	Difficulté d'obtention des données à partir des laboratoires privés
18	Difficulté à engager l'expertise d'autres organisations pour les méthodes d'échange de données
19	Échec de la durabilité de la mise en place de surveillance dans les pays en voie de développement due à la dépendance des projets envers les financements
20	Autorités trop concentrées sur leurs propres mandats, au lieu de penser à communiquer, coopérer et collaborer collatéralement
21	Problèmes de coordination des données dans les administrations nationales décentralisées
22	Manque de stratégies appropriées pour les maladies économiquement importantes
23	Manque d'échanges d'expériences de réussite ou d'échec de programmes de contrôle de maladie, y compris la surveillance
24	Manque de capacité épidémiologique (dont ressources humaines, outils etc.) aux niveaux nationaux et sub-nationaux

25	Manque de compréhension des preneurs de décisions nationaux et sub-nationaux à propos de l'importance de la surveillance
26	Manque de coordination des activités de surveillance entre les pays voisins
27	Manque de définition pour le vocabulaire relatif à la surveillance pour faciliter l'échange des données

Tableau IX : Facteurs limitant la surveillance efficace et internationale des maladies animales et zoonotiques (modifié à partir de FAO, 2011)

Suivre les déterminants et les conséquences sur la santé repose sur les mêmes techniques, c'est-à-dire la collecte, l'échantillonnage et l'analyse (*Tableau III*). Les facteurs limitants, découverts à travers les interviews des informateurs clés, sont similaires à ceux retrouvés dans le tableau ci-dessus tiré de la réunion de la FAO. Ceci suggère que les obstacles pour la surveillance des maladies animales doivent être pris en considération lors du développement des systèmes d'intelligence pour la santé de la faune.

En plus de la liste ci-dessus, le rapport en temps réel des informations est un facteur limitant clé. En passant en revue les articles traitant de la surveillance syndromique dans les LMIC, May *et al.* (2009) statuent que, pour améliorer le rapport en temps réel, les efforts devaient être concentrés sur l'amélioration des infrastructures de communication, dont l'accès à Internet fait partie, l'augmentation de l'utilisation du rapport automatisé et par l'utilisation de volontaires dans les zones déficitaires en personnel.

Comme l'intelligence s'améliore grâce à une compréhension à plus long terme des tendances, je dois ajouter un manque de planning à long terme comme un autre facteur limitant potentiel pour un système d'intelligence pour la santé. Identifier les tendances générales dans les interactions changeantes entre les différentes cibles du système (environnement, humains, animaux domestiques et faune sauvage) pour évaluer les besoins futurs requiert de l'anticipation via les statistiques et de la création de modèles basée sur les données historiques (FAO, 2011).

F.   Besoins spécifiques des pays à revenu faible et modéré

Les LMIC doivent développer leur capacité dans les domaines en relation avec la santé de la faune sauvage afin d'avoir les moyens d'atteindre les objectifs sanitaires qu'ils se sont fixés (Leighton, F.A., 2011).

Amélioration du faible taux de signalement

Le faible taux de signalement est l'un des principaux problèmes dans les systèmes de la surveillance des maladies dans les pays en voie de développement. Plusieurs obstacles ont été identifiés et devront être surmontés :

  i.   le manque de bénéfices notables lorsque les données sont rapportées, tels que le retour d'information et des réponses bénéfiques pour remédier aux problèmes liés aux maladies ;

  ii.   un manque de capacité pour renforcer les régulations ;

  iii.   une communication pauvre entre les institutions au niveau national, et,

  iv.   les désavantages qui peuvent exister dans les systèmes de signalement internationaux (Halliday et al., 2012).

Leadership et communication

La première exigence essentielle pour la bonne marche d'un système est d'avoir un leadership efficace. Pour cela, les partenaires internationaux et nationaux doivent travailler ensemble. Néanmoins, ce travail produit souvent de multiples systèmes de surveillance de maladies spécifiques mis en parallèle et utilisant des ressources d'origine différente (Saint Louis M., 2012). L'intégration des données peut combiner ces multiples systèmes de surveillance en une source d'informations pour un programme pour la santé. Mais, cela s'avère efficace uniquement si le gouvernement considère ce dernier comme une de ses responsabilités (Saint Louis M., 2012). La communication est un point important pour garder une coopération internationale active et un système efficace (GAO, 2001 ; FAO, 2011).

L'atelier de formation de la FAO (FAO, 2011) a réalisé une comparaison des facteurs limitant la surveillance des maladies, fortement influencés par le niveau du revenu et l'échelle d'observation (*Tableau X*).

Top 5 des facteurs limitants par groupe
PAYS À HAUT REVENU
1 - Autorités trop concentrées sur leurs propres mandats, au lieu de penser à communiquer, coopérer et collaborer collatéralement
2 - Manque de compréhension des preneurs de décisions nationaux et sub-nationaux à propos de l'importance de la surveillance
3 - Manque de définition pour le vocabulaire relatif à la surveillance pour faciliter l'échange des données
4 - Difficultés pour la mise en relation et l'intégration des données en provenance des agences de santé publique et animale
5 - Échec de la durabilité de la mise en place de surveillance dans les pays en voie de développement dû à la dépendance des projets envers les financements
PAYS À REVENU MOYEN
1 - Manque de compréhension des preneurs de décisions nationaux et sub-nationaux à propos de l'importance de la surveillance
2 - Financement insuffisant pour la surveillance
3 - Manque de coordination des activités de surveillance entre les pays voisins
4 - Manque de standardisation des données lorsqu'elles sont rapportées

5 - Manque de leadership pour la surveillance par les structures internationales et régionales

PAYS À REVENU FAIBLE

1 - Financement insuffisant pour la surveillance
2 - Manque de capacité épidémiologique (dont ressources humaines, outils etc.) aux niveaux nationaux et sub-nationaux
3 - Formation insuffisante en méthodologie de la surveillance
4 - Manque de compréhension des preneurs de décisions nationaux et sub-nationaux à propos de l'importance de la surveillance
5 - Manque de compétence des laboratoires dans de nombreux pays

ORGANISATIONS INTERNATIONALES/REGIONALES

1 - Formation insuffisante en méthodologie de la surveillance
2 - Autorités trop concentrées sur leurs propres mandats, au lieu de penser à communiquer, coopérer et collaborer collatéralement
3 - Manque de capacité épidémiologique (dont ressources humaines, outils etc.) aux niveaux nationaux et sub-nationaux
4 - Difficultés pour la mise en relation et l'intégration des données en provenance des agences de santé publique et animale
5 - Manque de compréhension des preneurs de décisions nationaux et sub-nationaux à propos de l'importance de la surveillance

Tableau X : Top 5 des facteurs limitants par groupe pour la réalisation d'une surveillance régionale et internationale efficace pour les maladies animales (domestiques et de la faune sauvage) et zoonotiques par ordre d'importance (modifié à partir de FAO, 2011)

Il apparaît que les principaux facteurs limitants pour les LMIC concernent le manque de financement et de transport, de capacité épidémiologique, de formation spécialisée, de coordination et de compréhension par les preneurs de décisions (GAO, 2001).

G.   Les besoins du Sri Lanka

Travailler sur un projet international implique d'avoir une connaissance du lieu, de la société et de la culture dans lesquels s'implante le projet. L'exemple du Sri Lanka, avec son histoire et sa culture particulières, illustre cette nécessité de s'approprier ces paramètres au moment du montage du projet.

1.   Présentation du Sri Lanka (UNESCAP)
a)   Situation géographique

Le Sri Lanka (« Shri Lanka » en cinghalais, « Ilam » ou « Ilankaï » en tamoul) est officiellement appelé *République socialiste démocratique de Sri Lanka* depuis 1978. Le pays est une ancienne colonie britannique, autrefois nommée Ceylan (« Ceylon », en anglais) jusqu'à l'obtention de son indépendance le 22 mai 1972.

Le Sri Lanka est une île située au Sud-Est de l'Inde dans l'océan Indien. Le pays mesure environ 440 km de long, possède une largeur maximale de 220 km et a une superficie d'environ 66 000 km². Sri Jayawardenepura Kotte est la capitale administrative et politique mais la ville la plus importante de l'île, Colombo, avec ses deux millions d'habitants, est la véritable capitale commerciale et économique.
Le pays divisé en neuf provinces : Centre, Centre-Nord, Est, Nord, Nord-Est, Ouest, Sabaragamuwa, Sud et Uva (*Figure 6*).

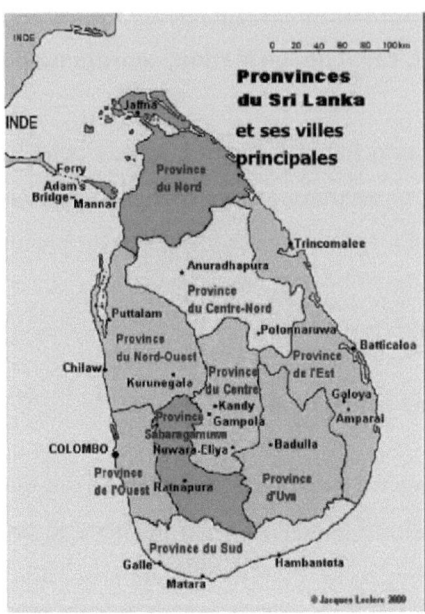

Figure 6 : L'organisation provinciale du Sri Lanka Provincial (modifiée à partir du site de l'UNESCAP)

b) *Situation démolinguistique*

(1) Des groupes ethniques multiples

La population est très diversifiée et comptait environ 20 869 000 habitants en 2011 (World Bank). Cependant, deux groupes prédominent (*Figure 7*) :

i. Les Cinghalais forment le groupe majoritaire avec 69 % de la population et habitent principalement la partie Sud-Ouest de l'île.

ii. Les Tamouls, constitués de plusieurs communautés, composent 25,2 % de la population et occupent néanmoins 50% du territoire national. Cependant, il existe deux catégories de Tamouls:

72

a. Les *Tamouls autochtones* (ou sri-lankais/ceylanais/de Jaffna) sont les descendants de Tamouls qui ont migré du sud de l'Inde il y a plusieurs siècles.

b. Les *Tamouls indiens* (ou du pays/établis) sont les descendants récents des Tamouls venus travailler dans les plantations britanniques dans le Sud du Ceylan. À l'heure actuelle, ils sont toujours présents dans cette région à majorité cinghalaise, et travaillent dans les plantations de thé, généralement dans des conditions déplorables. Pour les Cinghalais, ces derniers forment une communauté distincte des Tamouls autochtones et est soumise à des "manipulations" et "chantages".

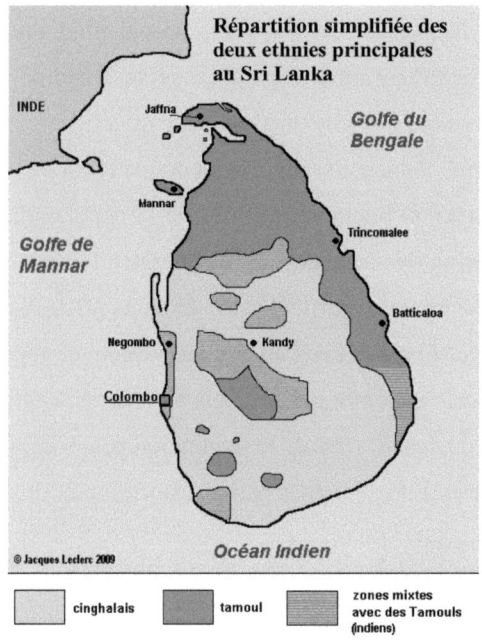

Figure 7 : Répartition des Cinghalais et Tamouls au Sri Lanka (modifiée à partir de du site de l'UNESCAP)

Dans les années 1960, le gouvernement a tenté vainement d'expulser 600 000 Tamouls indiens vers l'Inde. Depuis ils sont considérés, en grande partie, comme apatrides.

(2)   Langues

Les trois langues officielles sont le cinghalais, le tamoul et l'anglais.

Le cinghalais (ou *sinhala*) est une langue indo-iranienne qui provient du sanskrit et est apparenté aux langues du Nord de l'Inde. Actuellement, exception faite des émigrants, le cinghalais n'est parlé qu'au Sri Lanka.

Le tamoul (ou « tamil », en tamoul) est la langue la plus ancienne de la famille dravidienne et est apparenté aux langues du Sud de l'Inde. Le tamoul est reconnu comme langue officielle dans plusieurs pays tels que le Sri Lanka, Pondichéry ou Singapour, comme langue minoritaire dans l'île de la Réunion et l'île Maurice. Comme le cinghalais, le tamoul possède un alphabet particulier.

L'anglais est l'ancienne langue coloniale britannique et est aujourd'hui la langue maternelle d'environ de 10 000 habitants soit 5% de la population. Elle est utilisée, entre autre, dans la rédaction des lois, des journaux, des affaires et pour l'éducation. Cependant, l'anglais utilisé par la majorité des Sri-Lankais n'est pas l'anglais standard duquel dérive le *Sri Lankan English*, mais un anglais particulier appelé *Sinenglish* (ou *Singlish*), une variante locale mêlant mots cinghalais et tamouls parlée par les masses peu instruites. On estime que seule 10% de la population peut s'exprimer en anglais.

Il existe de nombreuses autres langues parlées par des minorités.

(3)   Religions

Il existe principalement quatre religions au Sri Lanka : le bouddhisme, l'hindouisme, l'islam et le christianisme.

Le bouddhisme rassemble environ 70% de la population dont 90 % sont des Cinghalais.

L'hindouisme rassemble 15 % de la population dont 80% sont des Tamouls.

Les Sri Lankais sont très croyants et superstitieux. Ainsi ils consultent des oracles, interprètent les songes, font appel à la magie, et consultent les prêtres avant toute décision importante. Il existe aussi un système de castes au Sri Lanka. Les mariages s'effectuent entre personnes de même caste et de même religion.

(4)   Une histoire conflictuelle et sanglante

A l'origine peuplé par les Veddas, peuple d'origine australoïde dont il reste à l'heure actuelle quelques descendants, le Sri Lanka fut colonisé par des Indo-Européens cinq siècles avant notre ère. Le bouddhisme aurait été introduit deux siècles plus tard par un prince indien. Deux siècles plus tard, les Tamouls du Sud de l'Inde arrivaient à leur tour sur l'île. Un certain équilibre s'est établit alors avec alternance de rois cinghalais ou tamoul, et la pratique des mariages mixtes était très répandue. Par la suite, entre le VIIIème et XIIIème siècle, l'expansion de l'islam et du commerce arabe amenèrent de nombreux musulmans à s'installer sur l'île.

Par la suite, se succédèrent trois époques coloniales.

La colonisation portugaise (1505-1568) fut suivie de la colonisation hollandaise (1796-1948) et enfin la colonisation britannique (1796-1948) qui fut certainement déterminante pour l'évolution des rapports entre les deux communautés cinghalaise et tamoule. En effet, lors de cette dernière, la communauté tamoule a eu plus facilement accès à l'éducation britannique et, par la suite, aux postes importants dans l'administration ou dans l'éducation. Ainsi, les tamouls ont été privilégiés au détriment des cinghalais. Lors de l'obtention de l'indépendance, le pouvoir a été réparti au prorata des effectifs des communautés et ainsi les cinghalais obtinrent 70% des pouvoirs. Dès lors, les tamouls ont œuvré pour la reconnaissance de leur communauté et ont demandé pendant des années l'indépendance de la partie Nord-Est du pays qu'ils occupaient. Devant les déséquilibres existants, le groupe des Tigres de libération de l'Eelam tamoul (LTTE, pour « Liberation Tigers of Tamil Eelam ») vit le jour en 1983. La guerre civile continua ainsi pendant 25 ans. En 2009, le décès du chef des LTTE scella la défaite du peuple tamoul. Suite à des assassinats et de nombreux attentats, les LTTE sont considérés comme organisation terroriste par plusieurs pays. Aujourd'hui, l'armée cinghalaise contrôle tout le nord du pays et beaucoup de tamouls ont vécu dans des camps de réfugiés surveillés afin de traquer les derniers membres des Tigres. Le conflit aurait fait quelques 100 000 morts. Certains tamouls, qui ont réussi à émigrer, aident certains membres de leur famille à sortir des camps contre des pots de vin aux gardes. Devant l'existence de partis politiques ultranationalistes et hostiles à toute concession aux Tamouls, le Parti national-marxiste et le Parti des moines bouddhistes, et la non-séparation des partis politiques et religieux, la vie en communauté avec les Tamouls n'est pas encore acquise. Lors des dernières élections présidentielles en 2010, Mahinda Rajapakse a été réélu à son poste. Cependant, il paraît important de mentionner que le candidat du parti opposé au pouvoir en place fut emprisonné la nuit précédant l'annonce des résultats. Au début de l'année 2013, le pays a connu une crise mettant en doute l'indépendance de la justice par rapport au gouvernement.

Ainsi, le climat social est encore tendu dans certaines régions.

c) *Une organisation complexe du gouvernement*

L'organisation du gouvernement sri lankais est un héritage de la colonisation britannique. Elle est organisée selon trois niveaux : national, provincial et communal qui interagissent entre eux de manière assez complexe (*Figure 8*). À l'heure actuelle, le Sri Lanka compte soixante-six ministères différents. Cette caractéristique augmente le nombre d'acteurs potentiels qui seraient susceptibles de participer au système d'intelligence pour la santé de la faune et donc augmente le nombre de collaborations à mettre en place.

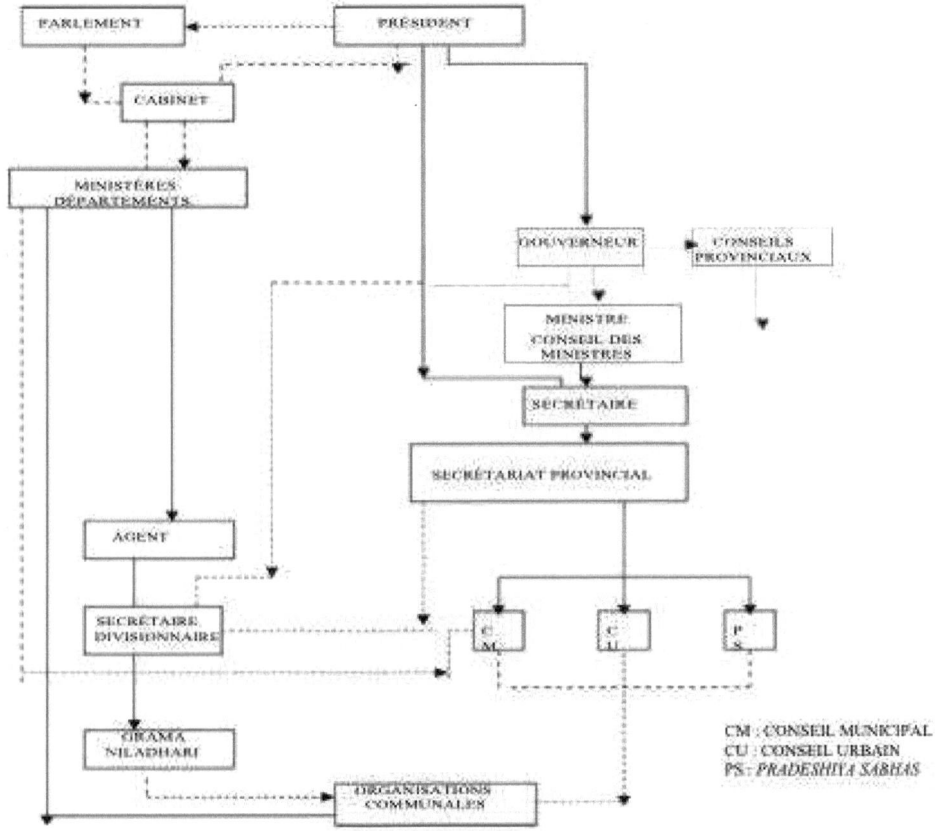

Figure 8 : Structure du gouvernement sri lankais (modifiée à partir du site de l'UNESCAP)

d)   *Situation économique*

Le Sri Lanka est classé parmi les pays de la tranche inférieure des pays à revenu moyen (The World Factbook). Il existe plusieurs sources de revenus au Sri Lanka :

i.   tout d'abord, le thé, dont le principal acheteur reste le Royaume-Uni. Ainsi, ce marché est grandement influencé par les cours du thé britannique ;

ii.   deuxièmement, les épices. Mais le Sri Lanka ne parvient pas à s'imposer face à son concurrent, l'Inde.

iii.   Le riz constitue une source de revenus. Cependant, peu de recherches sont faites pour l'amélioration de la production et seulement deux récoltes par an existent, ce qui laisse peu de marge pour l'export.

iv.   Enfin, le tourisme et l'éco-tourisme ont un rôle très important.

De plus, il faut tenir compte des catastrophes naturelles qui affectent le pays et impactent donc sur l'économie. Dans l'est du pays, les vestiges du tsunami qui a frappé l'île de 26 décembre 2004 sont toujours visibles (*Figure 9*).

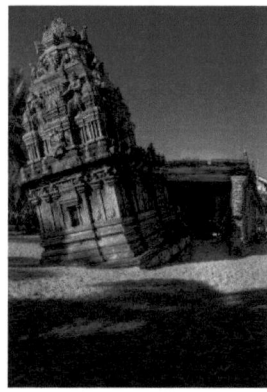

Figure 9 : Temple religieux détruit par le tsunami du 26 décembre 2004 dans l'est du Sri Lanka (Brian Kingzett©, 2012)

e)   *Importance de la faune sauvage*

La faune sauvage est importante au Sri Lanka dans la mesure où elle affecte la vie quotidienne.

Les relations avec la faune sauvage peuvent être positives. En effet, elle constitue à la fois une source de nourriture, de revenus et a un grand aspect culturel. La

pêche constitue une activité commune dans le pays avec notamment le développement d'élevages de crevettes (Munasinghe *et al.*, 2008). La faune sauvage représente
une attraction touristique majeure et, en particulier, les singes sont très présents.
Néanmoins, l'éléphant d'Asie (*Elephas maximus maximus*) reste l'animal sauvage le
plus emblématique de l'île. Il est considéré comme sacré dans la religion bouddhiste
(*Figure 10*).

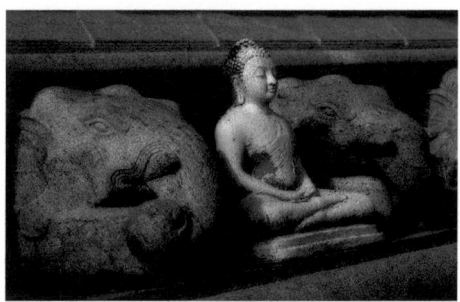

Figure 10 : Éléphants et Buddha dans un temple sri lankais (Brian Kingzett©,
2012)

Cependant, les relations avec la faune sauvage sont aussi négatives comme
l'illustrent les conflits humains-éléphants résultant de la destruction des récoltes agri-
coles (BBC, 2011). En 2009, une année normale, deux cent vingt-huit éléphants et
cinquante personnes ont été tués lors de ces confrontations (Rodrigo, 2010). En effet,
les éléphants sont très répandus sur le territoire et les zones protégées ne sont pas suffisantes pour les contenir (*Figure 11*).

De plus, les maladies qui évoluent au sein de la faune sauvage et affectent les
humains, le bétail et le commerce ne sont pas rares. Les plus communes sont la rage,
la tuberculose bovine, la maladie de Newcastle, la brucellose, la fièvre aphteuse, le
choléra aviaire, la leptospirose et la septicémie hémorragique, mais leur prévalence
n'est pas connue. Ces maladies menacent la sécurité sanitaire et l'économie, puisque
le tourisme et l'éco-tourisme en particulier sont une des plus importantes sources de

revenus du pays (Valeix *et al.*, 2011).

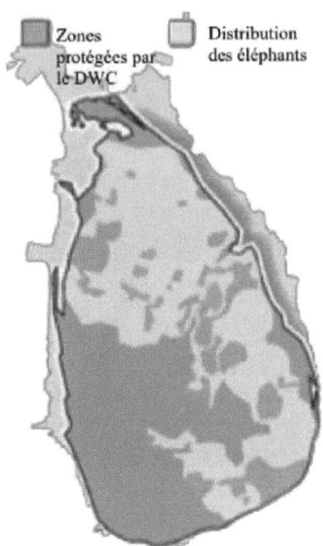

Figure 11 : Zones protégées par le Department of Wildlife Conservation au Sri Lanka et répartition des éléphants sur le territoire (modifiée à partir de Yatawara, 2010)

2.   Les besoins du Sri Lanka Wildlife Health Centre

Valeix *et al.* (2011) ont construit la base de ce projet et conclu que des améliorations en coordination centrale, éducation, transport de personnes et d'échantillon, formation spécialisée, et laboratoires étaient nécessaires pour que le Sri Lanka développe un programme pour la santé de la faune sauvage.

Leadership et communication

L'organisation administrative des services vétérinaires est également découpée en plusieurs niveaux. Comme l'explique Sawford *et al.* (2011), sous l'autorité du Livestock and Rural Community Development Ministry, le DAPH est en charge de la surveillance des maladies pour la World Organization for Animal Health (OIE). Sous l'autorité du DAPH, l'unique organisation gouvernementale de niveau national au Sri Lanka est le Veterinary Research Institute en charge des services de laboratoires avec un grand choix de tests diagnostiques (*Annexe 4*). Au niveau du district, les Veterinary Investigations Centers (VCIs) sont en charge des diagnostics de laboratoire également, mais avec moins de facilités (*Annexe 4*). Un Veterinary Investigation Officer (VIO) qui est souvent aussi un vétérinaire privé de terrain (Field Veterinary Surgeon (FVS)) expérimenté gère chaque centre. Ils sont situés à Anuradhapura, Badulla, Hambanthota, Chillaw, Jaffna, Matara, Peradeniya, Rannala, Polonnaruwa, Ratnapura, Vaunia, Welisara, Kegalla, Nuwara Eliya, et Dambulla. Les vétérinaires spécialisés en faune sauvage (Field Wildlife Veterinarians (FWV)) sont engagés par le Wildlife Resources Conservation Ministry et le Department of Wildlife Conservation (DWC). Le DAPH et le DWC font partie de l'équipe leader qui gère la coordination du SLWHC. Le DAPH et le DWC ont amorcé une réelle collaboration. Ils ont accepté de partager leurs ressources telles que l'intégration des échantillons prélevés lors d'intervention sur la faune sauvage dans la chaîne de traitement des échantillons du DAPH. De plus, le DAPH a créé des avantages pour les FWV en leur donnant la possibilité de migrer dans le système du DAPH afin de pouvoir être promus (Dr. Craig Stephen, communication personnelle).

Education et prise de conscience

D'après l'interview d'une élève en thèse universitaire, le Dr. Asha Perera, une vétérinaire sri lankaise en formation au Canada, elle était d'accord sur le fait que la population sri lankaise n'est pas consciente de l'importance de la faune sauvage et a besoin d'être éduquée. Elle a suggéré que l'éducation des enfants devrait être un processus à mettre en place en parallèle du développement de la capacité scientifique et de la prise de conscience du gouvernement. Les FVS ont également parlé de l'importance de l'éducation.

> « Les participants ont exprimé la conviction selon laquelle le meilleur moyen d'engager les fermiers dans la surveillance passait par l'éducation. La prévention et le traitement de la plupart des maladies, des maladies contagieuses, la protection des animaux, les signes de maladies à surveiller, le besoin de signaler les cas cliniques, et la gestion des animaux ont été suggérés comme autant de sujets adaptés pour l'éducation des fermiers. » (Sawford *et al.*, 2011)

Transport

Les interviews des Dr. Craig Stephen et Dr. Ted Leighton et de Jennifer Dawson-Coates, deux vétérinaires et une biologiste travaillant au Sri Lanka depuis plus de 10 ans, ont confirmé les problèmes liés au transport. Parcourir cent-vingt kilomètres pour relier deux des villes principales avec un véhicule peut prendre jusqu'à six heures et la température moyenne annuelle est de 28°C. Les programmes de gestion de la santé menés par le DAPH et le DWC sont limités par ce facteur (Valeix *et al.*, 2011). En effet, les délais de transport et les défis pour maintenir la chaîne du froid peuvent affecter la qualité des échantillons. L'amélioration de l'infrastructure routière est en cours, mais, pour le moment, le transport d'échantillons sous couvert de la chaîne du froid est rarement possible. Les FVS, eux aussi, ont expliqué que le réseau de transport est extrêmement pauvre : il n'y a pas assez de véhicules gouvernementaux disponibles, ou ces véhicules ne sont disponibles que pour un nombre limité de jours par mois ou pour une distance donnée par mois. Certains d'entre eux ont dit qu'ils ne sauraient pas comment contourner ces problèmes liés au transport pour envoyer un échantillon au laboratoire (Sawford *et al.*, 2011). Le transport et les voies de communication restent un des points stratégiques à améliorer.

Formation spécialisée et la soumission d'échantillons

Il y a un besoin en personnel qualifié et en vétérinaires ; pour attirer les postulants, les conditions de travail doivent être rendues plus attractives (Valeix *et al.*, 2011). Sur onze postes disponibles pour les FWV, seulement sept sont actuellement occupés et ils sont dispersés dans tout le pays (Valeix *et al.*, 2011). Ce nombre n'est pas suffisant et les vétérinaires s'emploient surtout à gérer les conflits de la population avec les éléphants.

Toutes les personnes qui pourraient être impliquées dans le programme pour la faune sauvage, et plus particulièrement dans la détection des maladies des animaux sauvages, le diagnostic et la gestion des informations auraient besoin de suivre une formation spécialisée plus poussée sur les sujets en lien avec la faune sauvage. Ils doivent être plus conscients de l'importance de la soumission des échantillons quand l'objectif est de surveiller la santé de la population (Valeix *et al.*, 2011). Les FVS ont rapporté qu'ils envoient en moyenne un échantillon par mois à un échantillon par an au laboratoire. Ce faible taux de soumission peut être expliqué par les faibles moyens de transport (voir ci-dessus) et/ou par un manque de connaissances et de formation (Sawford *et al.*, 2011). En mars 2013, l'University of Peradeniya a lancé le projet « Building Research Excellence in Wildlife and Human Health in Sri Lanka » soutenu par l'International Development Research Centre (IDRC) pour remédier à cette lacune. L'objectif de ce projet est de créer une nouvelle masse critique durable de scientifiques spécialisés en faune sauvage au Sri Lanka pouvant mettre en relation santé humaine et santé animale. Ces scientifiques devront être répartis efficacement au sein d'un centre de recherche pour la santé de la faune sauvage pour clore les lacunes critiques existant au niveau de la préparation face aux maladies émergentes et de la cogestion de la conservation, de l'agriculture et de la santé publique (Anonymous, 2013).

Amélioration des structures de diagnostic et d'autopsies

De modestes améliorations sont à apporter aux structures de diagnostic et d'autopsies, en particulier, les structures pour la manipulation et suspension d'animaux, les équipements de protection personnelle et les espaces de stockage. L'accès à la communication électronique, tels que les téléphones portables ou Internet a également été évoqué pour améliorer la communication (Valeix *et al.*, 2011).

Collaboration et partage de données

Comme les interviews menées en BC l'ont montrée, la première étape pour la mise en place d'un système d'intelligence pour la santé de la faune sauvage est une collecte des données large à partir de différents domaines et ministères. Le Sri Lanka possède actuellement soixante-six ministères, ce qui multiplie le nombre d'acteurs potentiels et rend la coopération plus difficile. Grâce aux interviews des Drs Ted Leighton et Sam Daniels (Vétérinaire, Ministry of Estate Infrastructure & Livestock Development, Sri Lanka), les ministères suivants ont été identifiés comme futurs acteurs potentiels et devront être impliqués dans la collecte des données : Defense and Urban Development, Irrigation and Water Resources Management, Health, Livestock and Rural Community Development, Water Supply and Drainage, Local Government and Provincial Councils, Industries and Commerce, Power and Energy, Environment and Renewable Energy, Fisheries and Aquatics Resources Development, Land and Land Development, Agriculture, Disaster Management, Wildlife Resources Conservation, resettlement et Economic Development. Construire un partenariat avec seize ministères différents pour pouvoir travailler avec eux prendra du temps. Le partage de données et d'informations n'est pas courant au Sri Lanka, et des partenariats doivent être construits et améliorés avant d'espérer aller de l'avant (Robertson, 2010). Même après sept ans de travail du SLWHC en collaboration avec le CCH, nous n'avons pas été autorisés à conduire notre questionnaire auprès des informateurs clés du Sri Lanka.

Développement de systèmes de rapport en temps réel ou quasi-réel de l'information

Les services commerciaux fournissant des technologies sans fil, telle que la téléphonie mobile, utilisés dans le cadre des projets de soins dans les pays en voie de développement sont de plus en plus reconnus et sont connus sous le terme de « mHealth » (Vital Wave Consulting, 2009). En 2009, Gow et Waidyanatha ont testé l'efficacité de l'utilisation des téléphones mobiles dans les programmes de biosurveillance humaine en temps réel au Sri Lanka et en Inde en vue de remédier au mois de délai habituellement observé entre la détection et le report du cas dû au système papier utilisé. Il apparaît que le téléphone portable offre un moyen innovant et potentiellement efficace pour créer un système de rapport en temps réel ou quasi-réel dans les pays en voie de développement si quelques barrières sont surmontées. Roberston *et al.* (2010) ont testé le Infectious Disease Surveillance and Analysis System (IDSAS), un programme de surveillance des populations animales dans les pays à faibles ressources basé sur l'utilisation des téléphones portables. Ce système a réussi à obtenir des informations des FVS sur la santé animale en temps réel afin d'établir les tendances de base des schémas sanitaires évoluant au sein des animaux domestiques. L'étude a été concentrée sur le bétail, les buffles et les volailles. Episurveyor a été utilisé, il s'agît d'un logiciel open-source gratuit développé pour collecter des données relatives à la santé publique (www.datadyne.org). Il a été demandé aux participants d'associer des coordonnées GPS à chaque enregistrement effectué afin de permettre la création de cartes de répartition. Le nombre de soumissions d'enregistrements, onze études par mois et par FVS, était meilleur que celui initialement attendu. Des rapports de surveillance ont été délivrés aux acteurs intéressés chaque semaine. Certains des obstacles rencontrés lors de la réalisation de cette étude, comme le coût du matériel et le besoin d'avoir un service administrateur, ont été mentionnés comme pouvant être facilement résolus de nos jours grâce à une technologie de communication moins chère. À la fin de cette étude, le gouvernement sri-lankais a décidé d'intégrer ce concept dans son programme de surveillance de la santé de routine, et un nouveau serveur a été créé pour devenir autonome dans quelque années. Celui-ci était dévolu aux animaux domestiques et pourrait être étendu à la faune sauvage avec l'implication des FWV.

V. DISCUSSION - Recommandations pour le Sri Lanka Wildlife Health Centre

Cette étude ne donne pas une description complète de tout le système d'intelligence comme présenté dans le cycle de l'intelligence (*Figure 5*), mais introduit les exigences du système, la collecte des données et propose des méthodes d'analyses nécessaires aux premières étapes de l'intelligence pour la santé de la faune sauvage.

La base d'un système pour la santé de la faune sauvage est une collecte des données à partir de différents acteurs qui peuvent appartenir au gouvernement, être des ONG, des professionnels de la santé ou de simples citoyens impliqués dans des activités les exposant à la faune sauvage. Les principales caractéristiques sont une communication claire et ouverte entre toutes les personnes impliquées dans le projet, reposant sur une collaboration et un partenariat solide entre les structures nationales.

Dans les pays à haut revenu (BC), la mise en place d'un système d'intelligence pour la faune sauvage apparaît possible. Les institutions fédérales et provinciales, les professionnels de la santé et les citoyens, qui sont susceptibles d'être nécessaires à la collecte des données, ont été identifiés et certaines bases de données existent déjà. Les interviews ont révélé la coordination dans la collecte des données, la capacité en personnel et le financement comme les principaux challenges en BC.

Dans les pays à faible revenu, le leadership, le transport, la formation et la compréhension ont été décrits comme des challenges supplémentaires (FAO, 2011, GAO, 2001).

Construire de la capacité en recherche pour la santé dans les pays en voie de développement est une préoccupation mondiale importante, et encore plus dans le contexte du changement climatique à l'échelle mondiale. Sonia Altizer, professeur associé à l'University of Georgia's Odum School of Ecology, a ainsi déclaré : « Pour beaucoup de maladies humaines, les réponses au changement climatique dépendent de la richesse des nations, des infrastructures de santé et de la capacité à prendre des mesures contre les maladies. » (National Science Foundation, 2013). Les trois principes génériques à respecter lors de la construction de capacité sont :

i. une approche par étape : il faut procéder d'une certaine manière afin de construire de solides fondations et impliquer les partenaires séquentiellement ;

ii. un renforcement des capacités existantes, et,

iii. la création de partenariats entre les principales structures locales impliquées afin qu'ils partagent la direction, les responsabilités et les obligations du système. Ainsi, les institutions locales deviennent les propriétaires de cette nouvelle capacité et permet de l'intégrer dans le pays (Bates *et al.*, 2005).

Bates *et al.* (2005) et les interviews du Dr. Craig Stephen, qui a de multiples expériences en construction de capacité, ont mis en lumière les étapes successives nécessaires à la création de capacité :

i. la prise de conscience durant laquelle les preneurs locaux de décisions identifient les besoins, les buts et les objectifs de ce nouveau projet ;

ii. la mise en place durant laquelle le contexte est construit grâce à la création de partenariats et, les premiers objectifs doivent être atteints ;

iii. le développement durant lequel la totalité des objectifs du programme doivent être atteints, et,

iv. la consolidation durant laquelle la nouvelle capacité est complètement intégrée dans les responsabilités quotidiennes des structures locales.

Le Sri Lanka n'est pas encore prêt pour la mise en place d'un système d'intelligence pour la santé de la faune sauvage. D'après la recherche bibliographique et les interviews des informateurs clés, les défis que le Sri Lanka doit surmonter pour pouvoir développer un tel système sont : le leadership et la communication, l'éducation et la prise de conscience, le transport, la formation spécialisée et la soumission d'échantillons, l'amélioration des structures de diagnostic et d'autopsies, la collaboration et le partage de données, et le développement d'un système de rapport en temps réel. Le Sri Lanka est situé dans la zone à plus haut risque pour l'émergence d'EID (Woolhouse and Gowtage-Sequeria, 2005) ; la faune sauvage est une préoccupation importante et possède une valeur cruciale dans la vie socio-économique et culturelle quotidienne (Valeix *et al.*, 2011). Dans le but de protéger à la fois les humains et les animaux, l'intelligence pour la santé est nécessaire. Cependant, le SLWHC est toujours dans les premiers stades de son développement : la prise de conscience (i) et la mise en place d'un programme de recherche (ii). Ces derniers doivent être acquis avant de pouvoir faire évoluer le projet. La création du SLWHC est une preuve que les décideurs du Sri Lanka ont reconnu l'importance de construire de la capacité en recherche pour la faune sauvage. Les interviews réalisés durant l'étude de faisabilité pour la mise en place du SLWHC ont identifié l'éducation, la formation, et des améliorations mineures d'infrastructures comme les premières étapes à mettre en œuvre (Valeix *et al.*, 2011). Le lancement du projet « Building Research Excellence in Wildlife and Human Health in Sri Lanka » et la création de partenariat entre la FVMAS, le DAPH, le DWC et, récemment, le Ministry of Health montrent que certains des objectifs premiers sont sur le point d'être atteints. Cependant, des améliorations sont toujours nécessaires pour renforcer les fondations du SLWHC. Je crois que les premiers objectifs sur lesquels le SLWHC doit se concentrer sont ceux essentiels à la prise de conscience des institutions nationales et des citoyens, et ceux nécessaires pour la mise en place de la première étape du projet, c'est-à-dire la collecte : l'éducation de professionnels de santé et de la population, la communication, et le partenariat et la création de collaborations entre les différentes structures précédemment identifiées grâce à l'aide des Dr. Ted Leighton et Dr. Sam Daniels.

Prise de conscience

Ministères et institutions nationales – La prise de conscience de ces acteurs doit continuer car ils sont essentiels pour la collecte des données et c'est une étape incontournable avant la construction de collaboration.

Population – Comme mentionné, l'implication de la population est un des principaux facteurs déterminant le succès d'un programme. Engager la communauté est essentielle pour trois raisons :

  i.   les citoyens, plus que jamais, s'attendent à être engagés dans les décisions qui les affectent ;

  ii. les citoyens sont plus susceptibles d'accepter le travail des agences gouvernementales et officielles si l'implication de la communauté a fait partie du processus de prise de décisions, et,

  iii. l'engagement de la communauté peut révéler des compétences au sein de celle-ci qui peuvent être utiles au gouvernement et aux organisations sociales pour la résolutions de problèmes sociaux (Butler *et al.*, 2006).

La prise de conscience de la population à propos de l'importance de la faune sauvage et de l'environnement devrait être développée le plus tôt possible et les citoyens devraient connaître l'existence du SLWHC et son rôle. Les bénéfices attendus du programme devraient être exposés afin de servir d'incitations. Une population animale sauvage en bonne santé empêchera les hommes d'être affectés par les zoonoses et préservera l'économie liée au tourisme et une vie culturelle sure. De plus, les conflits humains-éléphants pourraient potentiellement être gérés à plus long terme si la localisation et les déplacements des éléphants étaient surveillés et les zones à risque identifiées.

Partenariat et collaboration

Les collaborations nationales et intra-nationales doivent être renforcées. Les institutions internationales fournissent une partie du financement pour le SLWHC et la direction du centre est cogérée par différents ministères et institutions nationales. De nouveaux partenariats devront être créés entre le SLWHC et les ministères identifiés comme acteurs potentiels par les Drs. Ted Leighton et Sam Daniels. Comme pour les ministères déjà impliqués, la première étape sera de développer leur conscience du projet. Cette collaboration autorisera les futur flux de données et d'informations entre ces derniers et le SLWHC qui sont indispensables pour la création d'un système efficace.

Communication

Producteurs et utilisateurs de données – La communication est critique. Le SLWHC a besoin :

i. d'une meilleure communication entre les ministères et les autres producteurs de données, et,

ii. d'une meilleure communication entre les producteurs, ce qui inclut les communautés, et les utilisateurs de données.

La première étape pour l'intelligence pour la santé de la faune sauvage est de s'assurer que l'information vient de sources multiples et qu'il y a un moyen de fournir les informations aux personnes qui prennent les décisions à propos de la gestion des interactions humains-faune sauvage en temps utile.

Population – Toute la population sri lankaise ne connait pas l'anglais. Pour développer la prise de conscience, des outils de communication devront être développés. Les traductions dans les principales langues locales apparaissent comme un facteur important de réussite. Les moyens les plus adaptés devront faire l'objet d'enquêtes préalables. Dr. Sam Daniels a indiqué que l'accès à Internet est assez courant, mais je crois que l'utilisation de la radio et la mise en place de réunions d'information pourraient être une option possible et efficace.

Education

Professionnels de la santé – Le lancement du projet « Building Research Excellence in Wildlife and Human Health in Sri Lanka » montre que l'importance des professionnels de la santé a été prise en compte. Cependant, seulement quatre étudiants seront formés grâce à ce projet, ce qui ne semble pas suffisant. Les professionnels devraient avoir accès à une formation continue pour être conscients de leur rôle et de l'importance de l'échantillonnage quand celui-ci est nécessaire. En effet, une soumission par mois ou par an n'est pas suffisante pour construire une base de données utile et de bonne qualité.

Population – Dans un objectif à court terme, la population doit être éduquée aussi bien à propos du rôle qu'elle peut jouer en tant qu'observateur et rapporteur pour le projet d'intelligence pour la santé de la faune sauvage, que des types de données nécessaires et des institutions auxquelles il faut les signaler. L'éducation a un rôle primordial à jouer dans la construction d'une intelligence pour la santé de la faune sauvage pour que les personnes se sentent concernées par le projet.

Dans un objectif à long terme, les enfants devraient être intégrés dans le processus d'éducation, comme mentionné par le Dr. Asha Perera. Mais, cela prendra des décennies pour que ces enfants participent à la gestion d'un programme pour la santé de la faune. L'école et les activités de loisir liées aux animaux pourraient aider, mais ne devraient pas être les seuls outils. En effet, Kellert (1985) a expliqué : « Les enfants qui étudient fréquemment les animaux à l'école ou visitent des zoos montraient étonnamment une faible connaissance et de hauts scores négativistes, suggérant que ces activités ne sont pas efficaces. Les enfants qui observent souvent les oiseaux, chassent, ou appartiennent à des clubs s'intéressant aux animaux avaient une meilleure appréciation, connaissance, et étaient plus concernés, suggérant que le contact direct avec les animaux est un outil important dans l'apprentissage et la formation d'une attitude. » Les activités en extérieur devront être une priorité.

VI. CONCLUSION

Le système de santé mondial est confronté au défi des maladies infectieuses émergentes au sein de la faune sauvage, et les pays à faible niveau de ressources y jouent un rôle central, notamment comme zones particulières d'émergence (« hot spot »). Les santés environnementale, animale et humaine sont liées les unes aux autres et les approches « One Health » et « EcoHealth » intégrant médecines vétérinaire et humaine, et, environnement sont plus importantes que jamais. La faisabilité d'un système basé sur le concept anglophone « d'intelligence » (définie comme étant la capture et l'utilisation de connaissances afin d'aider à la prise de décisions visant à améliorer la santé des populations) a été évaluée et considérée comme réalisable en Colombie Britannique (Canada) pour suivre la santé de la faune sauvage avec pour outils la collecte et la diffusion d'informations en temps réel pour la prise de décisions. Ce système vise à l'amélioration de la santé de la faune sauvage, et donc, indirectement à la santé des populations humaines et animales. Cette approche pourrait être transposée à d'autres pays, et notamment en direction des pays à revenu moyen, à l'exemple du Sri Lanka. L'étude de la faisabilité de cette transposition a montré qu'elle était parfaitement envisageable et nécessaire, moyennant certaines adaptations indispensables pour être opérationnelle dans un pays comme le Sri Lanka.

BIBLIOGRAPHIE

Anonyme. (1984, July).

A Discussion Document on the Concept and Principles of Health Promotion, Copenhagen, 9-13 July 1984. World Health Organization.

In : World Health Organization. Milestones in Health Promotion, Statements from Global Conferences (2009). [En ligne]. (Page consultée le 30 mai 2013).

Adresse URL :

http://www.who.int/healthpromotion/Milestones_Health_Promotion_05022010.pdf

Anonyme. (2013).

Wildlife-Human Health project – Report on the Project Inception and planning Meeting. 22-24 April 2013, Peradeniya, Sri Lanka. IDRC, University of Peradeniya, SLWHC, CCWHC. [Communication personnelle]. 17p. (Page consultée le 01 août 2013).

Arksey H. et O'Malley L. (2005).

Scoping studies : towards a methodological framework.

International Journal of Social Research Methodology. [En ligne]. 8 (1) : 19-32. (Page consultée le 22 août 2013).

Adresse URL : http://eprints.whiterose.ac.uk/1618/1/Scopingstudies.pdf

Barkema H.W., De Vliegher S., Piepers S. et Zadoks R.N. (2013, May).

Herd level approach to high bulk milk somatic cell count problems in dairy cattle.

Vet. Q. [En ligne], 33, (2) : 82-93. (Page consultée le 25 juin 2013).

Adresse URL : http://dx.doi.org/10.1080/01652176.2013.799791

doi : 10.1080/01652176.2013.799791

Bates I., Akoto A.Y.O., Ansong D., Karikari P., Bedu-Addo G., *et al.* (2006, July).

Evaluating Health Research Capacity Building: An Evidence-Based Tool.

PLoS Med. [En ligne]. 3(8): 1224-1229. (Page consultée le 14 août 2013).

Adresse URL :

http://www.plosmedicine.org/article/info%3Adoi%2F10.1371%2Fjournal.pmed.0030
299

doi :10.1371/journal.pmed.0030299

BBC. (2011, September).

Sri Lankan elephant numbers 'healthy', survey suggests.

BBC News South Asia. [En ligne]. (Page consultée le 23 Août).

Adresse URL : http://www.bbc.co.uk/news/world-south-asia-14767882

Bird S.M., Cox D., Farewell V.T., Goldstein H., Holt T., Smith P.C. (2005, January).

Performance Indicators : Good, Bad and Ugly.

Journal of the Royal Statistical Society : Series A (Statistics in Society). [En ligne],
168 (1) : 1-27. (Page consultée le 03 juin 2013).

Adresse URL : http://onlinelibrary.wiley.com/doi/10.1111/j.1467-
985X.2004.00333.x/full

Butler J., Ardal S. et Edwards R. (2006).

The Health Planner's Toolkits – Health System Intelligence Project – 2006 – Ontario
- Module 5 – Community Engagement and Communication.

[En ligne]. 72p. (Page consultée le 23 août 2013).

Adresse URL :

http://www.health.gov.on.ca/transformation/providers/information/resources/health_p
lanner/module_5.pdf

Buton F. (2006, Décembre).

De l'expertise scientifique à l'intelligence épidémiologique : l'activité de veille sanitaire.

Genèses. [En ligne]. 4 (65) : 71-91. (Page consultée le 03 juillet 2013).

Adresse URL : http://www.cairn.info/revue-geneses-2006-4-page-71.htm

CCWHC. (2013a, May).

Disease and the decline of amphibians.

[En ligne]. (Page consultée le 23 août 2013).

Adresse URL : http://www.healthywildlife.ca/?p=2720

CCWHC. (2013b).

White-Nose Syndrome – Background.

[En ligne]. (Page consultée le 23 août 2013)

Adresse URL : http://www.ccwhc.ca/wns_background.php?language=en

Chanlat J-F. (2003).

Émotions, organisation et management : une réflexion critique sur la notion d'intelligence émotionnelle.

Travailler. [En ligne], 1 (9) : 13-132. (Page consultée le 03 juillet 2013)

Adresse URL : http://www.cairn.info/revue-travailler-2003-1-page-113.htm

doi : 10.3917/trav.009.0113

Central Intelligence Agency. (Page consultée le 13 mai 2013).

Welcome to the CIA Web Site. [En ligne]

Adresse URL : https://www.cia.gov/library/center-for-the-study-of-intelligence/csi-publications/csi-studies/studies/vol46no3/article02.html

Collins English Dictionary. (Page consultée le 05 juillet 2013).

Definition of artificial intelligence – Collins English Dictionary. [En ligne]

Adresse URL : http://www.collinsdictionary.com/dictionary/english/artificial-intelligence

Cox J. (2009, December).
Intelligence : Definitions, Concepts and Governance.
Library of parliament, Social Affair Division. [En ligne]. 26p. (Page consultée le 13 mai 2013).
Adresse URL: http://www.parl.gc.ca/Content/LOP/ResearchPublications/prb0922-e.pdf

Deem S., Parker P. et Miller E. (2008, December).
Building Bridges : Connecting the Health and Conservation Professions.
Biotopica. [En ligne], 40 (6) : 662-66. (Page consultée le 14 mai 2013).
Adresse URL: http://onlinelibrary.wiley.com/doi/10.1111/j.1744-7429.2008.00436.x/abstract

Dictionnaire de français LAROUSSE. (Page consultée le 3 juillet 2013).
Dictionnaire français – Dictionnaire Larousse français monolingue et bilingues en ligne. [En ligne]
Adresse URL : http://www.larousse.fr/dictionnaires/francais

Di Ruggiero E., Zarowsky C., Frank J., Mhatre S., Aslanyan G., Perry A. et Previshich N. (2006, January, February).
Coordinating Canada's research response to global health challenges: the Global Health Research Initiative.
Canadian Journal of public Health. [En ligne], 97 (1) : 29–31. (Page consultée le 20 juin 2013).
Adresse URL : http://www.ncbi.nlm.nih.gov/pubmed/16512323

Dufour B., Hendrikx P. (2007)

Surveillance épidémiologique en santé animale. 2e édition.

AEEMA et Éditions Quæ, Versailles, 288 p.

Dvorak K.A.

Technical Paper 6: Socio-Economic Data Collection Methods

In : FAO. The AFNETA alley farming training manual - Volume 2: Source book for alley farming research. (1992). [En ligne]. (Page consultée le 20 juin 2013).

Adresse URL : http://www.fao.org/wairdocs/ilri/x5546e/x5546e09.htm

FAO. (2011).

Challenges of animal health information systems and surveillance for animal diseases and zoonoses. Proceedings of the international workshop organized by FAO,   23-26 November 2010, Rome, Italy. FAO Animal Production and Health Proceedings, Rome, Italy.

[En ligne]. 14. (Page consultée le 12 juillet 2013).

Adresse URL : http://www.fao.org/docrep/014/i2415e/i2415e00.pdf

The Federal Bureau of Investigation. (Page consultée le 13 mai 2013).

FBI-Homepage. [En ligne].

Adresse URL: http://www.fbi.gov/about-us/intelligence/defined

Flowers J., Hall P., Pencheon D. (2005, April).

Mini-symposium — Public Health Observatories: Public health indicators.

Public Health. [En ligne], 119, 239-245. (Page consultée le 03 juin 2013).

Adresse URL :

http://www.sciencedirect.com/science/article/pii/S0033350605000053

GAO. (2001, August).

Global Health – Challenges in Improving Infectious Disease Surveilance Systems. Report to Congressional Requesters.

[En ligne]. 70p. (Page consultée le 24 juillet 2013).

Adresse URL : http://www.gao.gov/new.items/d01722.pdf

The Global Early Warning System. (Page consultée le 05 avril 2013).

GLEWS- The Global Early Warning System. [En ligne].

Adresse URL : http://www.glews.net/about-glews/wildlife-health/

GLEWS. (2013)

Enhancing the monitoring of wildlife health threats to improve global surveillance, risk assessment and early warning to support One Health.

[En ligne]. (Page consultée le 22 juillet 2013).

Adresse URL : http://www.glews.net/about-glews/wildlife-health/

Gow G.A. et Waidyanatha N. (2009, December).

Using Mobile Phones in a Real-Time Biosurveillance Program : Lessons from the frontlines in Sri Lanka and India. 2010 IEEE International Symposium on Technology and Society, Wollongong, New South Wales, Australia.

[En ligne]. 9p. (Page consultée le 01 août 2013).

Adresse URL : http://www.ualberta.ca/~ggow/Gow_Waidyantha_submitted.pdf

Guest G., Bunce A. et Johnson L. (2006, February).

How many interviews are enough ? An experiment with Data Saturation and Variability.

Field Methods. [En ligne], 18 : 59–82. (Page consultée le 14 juin 2013).

Adresse URL : http://fmx.sagepub.com/content/18/1/59

doi : http://dx.doi.org/10.1177/1525822x05279903.

Anonyme. (2006, June).

Evidence Review : Health Assessment and Disease Surveillance.

Core Public Health Functions for BC. [En ligne], 60p. (Page consultée le 14 mai 2013).

Adresse URL :

http://www.health.gov.bc.ca/public-health/pdf/Health_Assessment_Disease_Surveillance-Evidence_Review.pdf

Halliday J., Daborn C., Auty H., Mtema Z., Lembo T., Bronsvoort B.M.D., Cleaveland S. (2012).

Bringing together emerging and endemic zoonoses surveillance: Shared challenges and a common solution.

Philosophical Transactions of the Royal Society B-Biological Sciences. [En ligne]. 367(1604) : 2872-2880. (Page consultée le 20 juillet 2013).

Adresse URL : http://rstb.royalsocietypublishing.org/content/367/1604/2872.full.pdf

doi: 10.1098/rstb.2011.0362

Hanisch S., Riley S. et Nelson M. (2012, July).

Promoting wildlife health or fighting wildlife disease: Insights from History, Philosophy and Science.

Wildlife Society Bulletin. [En ligne], 36 (3) : 477-482. (Page consultée le 15 mai 2013).

Adresse URL : http://onlinelibrary.wiley.com/doi/10.1002/wsb.163/abstract

Health Intelligence™. (Page consultée le 03 juillet 2013).

Health Intellligence™ - Home|Lead providing of analytics to NHS organisations. [En ligne]

Adresse URL : http://www.health-intelligence.com

Hughes J.M. et Gerberding J.L. (2002, October).

Anthrax Bioterrorism: Lessons Learned and Future Directions.

Emerging Infectious Diseases journal. [En ligne], 8 (10) : 1013-1014. (Page consultée
le 13 mai 2013).

Adresse URL : http://wwwnc.cdc.gov/eid/article/8/10/02-0466.htm

doi : 10.3201/eid0810.020466.

Jernigan D.B., Raghunathan P.L., Bell B.P., Brechner R., Bresnitz E.A., Butler J.C.,
et *al.* (2002, October).

Investigation of bioterrorism-related anthrax, United States, 2001: epidemiologic
findings.

Emerging Infectious Diseases journal. [En ligne], 8 (10) : 1019-1028. (Page consultée
le 13 mai 2013).

Adresse URL : http://wwwnc.cdc.gov/eid/article/8/10/02-0353.htm

doi : 10.3201/eid0810.020353.

Anonyme. (2007).

Joint Intelligence.

Joint Publication 2-0. [En ligne], 150p. (Page consultée le 14 mai 2013).

Adresse URL : http://www.dtic.mil/doctrine/new_pubs/jp2_0.pdf

Jones K.E., Patel N.G., Levy M.A., Storeygard A., Balk D., Gittleman J.L. et Daszak
P. (2008, February).

Global trends in emerging infectious diseases.

Nature. [En ligne], 451 (7181) : 990-993. (Page consultée le 01 avril 2013).

Adresse URL :

http://www.nature.com/nature/journal/v451/n7181/pdf/nature06536.pdf

doi : 10.1038/nature06536.

Kellert S.R. (1985).

Attitudes towards Animals : Age-Related Development Among Children.

Journal of Environmental Education. [En ligne]. 16 (3) : 29-39. (Page consultée le 14 août 2013).

Adresse URL : http://link.springer.com/chapter/10.1007/978-94-009-4998-0_3

Legg S. et Hutter M. (2007, July).

A Collection of Intelligence Definitions.

Technical Report IDSIA. [En ligne], 12p. (Page consultée le 22 mai 2013).

Adresse URL : http://arxiv.org/pdf/0706.3639v1.pdf

Leighton F.A. (2011, February).

Capacity Building : Issues and Opportunities.

In : OIE. 2011. OIE Global Conference on Wildlife – Animal Health and Biodiversity – Preparing for the Future – Paris (france), 23-25 February 2011.

[En ligne]. 85p. (Page consultée le 24 juillet 2013).

Adresse URL : http://www.oie.int/doc/ged/D10058.PDF

Leighton F.A., Valeix S., Wall R., et Polachek L. (2012).

Capacity Development for Wildlife Health Management in Low and Middle Income Countries: A Workshop Work Book.

Wildlife Disease Association, Lawrence, KS USA. [En ligne]. 92p. (Page consultée le 08 août 2013).

Adresse URL : http://wildlifedisease.org/wda/Portals/0/CapacityDevelopment.pdf

Liao S-H., Sun B-L. et Wang, R-Y. (2003, August).

A knowledge-based architecture for planning military intelligence, surveillance and reconnaissance.

Space Policy. [En ligne], 19 (3) : 191–202. (Page consultée le 22 mai 2013).

Adresse URL :

http://www.sciencedirect.com/science?_ob=MiamiImageURL&_cid=271460&_user=778197&_pii=S0265964603000201&_check=y&_origin=article&_zone=toolbar&_coverDate=31-Aug-2003&view=c&originContentFamily=serial&wchp=dGLbVlB-zSkWz&md5=f800789ee212c7dec35b2f82d72f849e&pid=1-s2.0-S0265964603000201-main.pdf

Lyon A., Nunn M., Grossel G. et Burgman M. (2012, June).
Comparison of Web-Based Biosecurity Intelligence Systems: BioCaster, EpiSPIDER and HealthMap.
Transboundary emerg. Dis. [En ligne], 59 (3) : 223–232. (Page consultée le 13 mai 2013).
Adresse URL : http://www.ncbi.nlm.nih.gov/pubmed/22182229
doi : 10.1111/j.1865-1682.2011.01258.x.

Mcneely J.A., Miller K.R., Reid W.V., Mittermeier R.A. et Werner T.B. (1990).
Conserving the World's Biological Diversity.
IUCN, Gland, Switzerland; WRI, CI, WWF-US, and the World Bank, Washington, D.C. [En ligne], 185 p. (Page consultée le 05 avril 2013).
Adresse URL : http://pdf.usaid.gov/pdf_docs/PNABN263.pdf

Ministère des affaires étrangères et européennes (2011, Août).
Stratégie 2011 - Position française sur la concept « One Health/Une Seule Santé » :
Pour une approche intégrée de la santé face à la mondialisation des risques sanitaires.
[En ligne], 32 p. (Page consultée le 16 octobre 2013).
Adresse URL : http://www.diplomatie.gouv.fr/fr/IMG/pdf/Rapport_One_Health.pdf

Morrison K., Middleton D. et Leung Z. (2012)
One Health/EcoHealth & Ontario. An introduction & Discussion.

[En ligne], 19 p. (Page consultée le 17 octobre 2013).
Adresse URL : http://www.tophc.ca/Documents/V.03%20-
%20Fri%20Apr%208%20130P%20-%20Dockside%206%20-
%20Karen%20Morrison%20-%20Ecohealth.pdf

Munasinghe M.N., Stephen C., Abeynayake P. et Abeygunawardena I.S. (2010, August).
Shrimp farming practices in the Puttalam district of Sri Lanka : implications for disease control, industry sustainability and rural development.
Vet. Med. Int. [En ligne], Article ID 679130, 7 p. (Page consultée le 20 juin 2013).
Adresse URL : http://www.ncbi.nlm.nih.gov/pubmed/20847956
doi: 10.4061/2010/679130.

NATIONAL SCIENCE FOUNDATION. (2013, August).
Infectious diseases and climate with no simple answers.
National Science Foundation. [En ligne]. Press release 13-138. (Page consultée le 14 août 2013).
Adresse URL : http://www.nsf.gov/news/news_summ.jsp?cntn_id=128617

Nguyen-Viet H., Grace D. et Zinsstag J. (2013, August)
One Health – an interdisciplinry approach in combating emerging diseases . The International Symposium of Health Sciences (ISIHAT 2013), Kuala Lumpur, Malaysia, 20-21 August 2013.
[En ligne]. (Page consultée le 20 octobre 2013).
Adresse URL : http://fr.slideshare.net/ILRI/one-health-an-interdisciplinary-approach-in-combating-emerging-diseases

OIE. (1999, Octobre).

Rapport de la réunion du groupe de travail de l'OIE sur les maladies des animaux sauvages. Paris, 19-21 octobre 1999.

[En ligne], 17 p. (Page consultée le 20 octobre 2013).

Adresse URL : http://www.oie.int/doc/document.php?numrec=3319103

OIE. (2006).

Performance, vision et stratégie : un outil pour la gouvernance des Services vétérinaires, Mise à jour 2006.

[En ligne], 52 p. (Page consultée le 21 octobre 2013).

Adresse URL : http://www.oie.int/doc/ged/D3738.PDF

OIE. (2009).

One World, One Health – Summary of the FAO/OIE/WHO document.

[En ligne], 2 p. (Page consultée le 17 octobre 2013).

Adresse URL : http://www.oie.int/doc/ged/D6296.PDF

OIE. (2010).

Manuel de formation sur les maladies de la faune sauvage et leur surveillance. Atelier de formation des Points Focaux Nationaux de l'OIE pour la faune sauvage. [En ligne]. 56 p. (Page consultée le 17 octobre 2013).

Adresse URL : http://www.oie.int/doc/ged/D12068.PDF

OIE. (2011, February).

OIE Global Conference on Wildlife – Animal Health and Biodiversity – Preparing for the Future – Paris (france), 23-25 February 2011.

[En ligne]. 85p. (Page consultée le 24 juillet 2013).

Adresse URL : http://www.oie.int/doc/ged/D10058.PDF

OMS. (1946).

La définition de la santé de l'OMS.

Préambule à la Constitution de l'Organisation mondiale de la Santé, tel qu'adopté par la Conférence internationale sur la Santé, New York, 19-22 juin 1946; signé le 22 juillet 1946 par les représentants de 61 Etats. 1946; (Actes officiels de l'Organisation mondiale de la Santé, n°. 2, p. 100) et entré en vigueur le 7 avril 1948. [En ligne]. (Page consultée le 20 octobre 2013).

Adresse URL : http://www.who.int/about/definition/fr/print.html

One Health Commission. (2013). (Page consultée le 20 octobre 2013).

Why One Health ? [En ligne].

Adresse URL : https://www.onehealthcommission.org/en/why_one_health/

One Health Initiative. (Page consultée le 20 octobre 2013).

About the One Health Initiative. [En ligne].

Adresse URL : http://www.onehealthinitiative.com/about.php

Parrish R.G. (2010, July).

Measuring population health outcomes.

Preventing Chronic Disease. [En ligne]. 7 (4) : A71. (Page consultée le 22 août 2013).

Adresse URL : http://www.cdc.gov/pcd/issues/2010/jul/10_0005.htm

Pautrat R. et Delbecque E. (2009).

L'intelligence territoriale : la rencontre synergique public/privé au service du déve-loppement économique.

Revue internationale d'intelligence économique. [En ligne]. 1 (1) : 15-28. (Page con-sultée le 03 juillet 2013).

Adresse URL : http://www.cairn.info/revue-internationale-d-intelligence-economique-2009-1-page-15.htm

Pope J. (2003).

Selecting health indicators in population health: Notes on choosing health indicators for a National Biomedical Risk Factor Survey.

AHMS Working Paper Series No. 2. Public Health Information Development Unit, Adelaide. [En ligne]. 10p. (Page consultée le 03 juin 2013).

Adresse URL :

http://www.publichealth.gov.au/pdf/reports_papers/working_papers_ahms/ahms_wkg_ppr2_health_indicators.pdf

Powdrill T.F., Nipp T.L., Rinderknecht J.L. (2010, August).

One health approach to influenza: assessment of critical issues and options.

Emerging Infectious Diseases journal. [En ligne]. 16 (8). (Page consultée le 20 octobre 2013).

Adresse URL : http://wwwnc.cdc.gov/eid/article/16/8/10-0673_article.htm

Public Health Agency of Canada. (Page consultée le 03 juillet 2013).

Home – Public Health Agency of Canada. [En ligne].

Adresse URL : http://www.phac-aspc.gc.ca/index-eng.php

Public Health Agency of Canada. (Page consultée le 21 juin 2013).

What is the population health approach ? Public Health Agency of Canada. [En ligne].

Adresse URL : http://www.phac-aspc.gc.ca/ph-sp/approach-approche/index-eng.php

Public Health Agency of Canada. (Page consultée le 21 juin 2013).

What determines health ? Public Health Agency of Canada. [En ligne].

Adresse URL : http://www.phac-aspc.gc.ca/ph-sp/determinants/index-eng.php

Ransom J.I., Kaczensky P., Lubow B.C., Ganbaatar O. et Altansukh N. (2012, Septembre).

A collaborative approach for estimating terrestrial wildlife abundance.

Biol. Conserv. [En ligne], 153, 219-226. (Page consultée le 25 mai 2013).

Adresse URL :

http://www.sciencedirect.com/science/article/pii/S0006320712002418

Risco C.A., Retamal P.M. (ed.). (2011, August).

Dairy Production Medicine.

Wiley Blackwell. [En ligne]. 363p. (Page consultée le 22 août 2013).

Adresse URL : http://onlinelibrary.wiley.com/book/10.1002/9780470960554

doi : 10.1002/9780470960554

Robertson C. et Nelson T.A. (2010).

Review of software for space-time disease surveillance.

International Journal of Health Geographics. [En ligne], 9, 16. (Page consulté le 20 juin 2013).

Adresse URL : http://www.ij-healthgeographics.com/content/pdf/1476-072X-9-16.pdf

Robertson C., Sawford K., Daniel S.L.A., Nelson T.A. et Stephen C. (2010, October).

Mobile phone-based infectious disease surveillance system, Sri Lanka.

Emerging Infectious Diseases journal. [En ligne], 16 (10) : 1524–1531. (Page consulté le 20 juin 2013).

Adresse URL : http://wwwnc.cdc.gov/eid/article/16/10/10-0249_article.htm

Rodrigo M. (2010, August).

Vets left in the wilds.

Sunday Times (Sri Lanka), 22 August 2010. [En ligne]. (Page consultée le 30 juillet 2013). Adresse URL : www.sundaytimes.lk/ 100822/Plus/plus_03.html

Rotureau B., Barboza P., Tarantola A. et Paquet C. (2007, October).
International Epidemic Intelligence at the Institut de Veille Sanitaire, France.
Emerging Infectious Diseases journal. [En ligne]. 13 (10) : 1590-1592. (Page consultée le 03 juillet 2013).
Adresse URL : http://www.ncbi.nlm.nih.gov/pmc/articles/PMC2851537/

Saint Louis M. (2012, July).
Global Health Surveillance.
In : Centre for Disease Control and Prevention. 2012. CDC's Vision for Public Health Surveillance in the 21st Century. Morbidity and Mortality Weekly Report. [En ligne]. 61- Supplement. 40p. (Page consultée le 24 juillet 2013).
Adresse URL : http://www.cdc.gov/mmwr/preview/mmwrhtml/su6103a4.htm

Salovey P. and Mayer J.D. (1990).
Emotional intelligence.
Imagination, Cognition and Personality. [En ligne]. 9 (3) : 185-211. (Page consultée le 03 juillet 2013).
Adresse URL :
http://www.unh.edu/emotional_intelligence/ei%20Reprints/EIreprints%201990-1999.htm

Sawford K., Robertson C., Gunawardena S. et Stephen C. (2011, December).
Development and Application of a Framework for Emerging Infectious Disease Intelligence in Lower Resource Settings.
Journal of Bioterrorism & Biodefense. [En ligne], S4 : 001. (Page consultée le 25 mars 2013).
Adresse URL : http://idl-bnc.idrc.ca/dspace/bitstream/10625/49714/1/IDL-49714.pdf
doi : 10.4172/2157-2526.S4-001.

Sawford K., Vollman A.R., Stephen C. (2012, October).

A Focused Ethnographic Study of Sri Lankan Government Field Veterinarians' Decision Making about Diagnostic Laboratory Submissions and Perceptions of Surveillance.

PLoS ONE. [En ligne], 7 (10): e48035. (Page consultée le 21 mars 2013).

Adresse URL : http://www.ncbi.nlm.nih.gov/pubmed/23133542

doi : 10.1371/journal.pone.0048035

Stephen C. (2013, March).

Towards a new definition of Animal Health: Lessons from the Cohen Commission and the SPS Agreement.

Optimum Online. [En ligne], 43 (1). (Page consultée le 15 mai 2013).

Adresse URL: http://www.optimumonline.ca/print.phtml?e=mesokurj&id=430

Stephen C. et Daibes I. (2010, July).

Defining features of the practice of global health research : an examination of 14 global health research teams.

Global Health Action. [En ligne], 3, 5188. (Page consultée le 06 juin 2013).

Adresse URL :

http://www.globalhealthaction.net/index.php/gha/article/view/5188/5770

doi: 10.3402/gha.v3i0.5188.

Thacker S.B., Dannenberg A.L. et Hamilton D.H. (2001, December).

Epidemic Intelligence Service of the Centers for Disease Control and Prevention: 50 Years of Training and Service in Applied Epidemiology.

American Journal of Epidemiology. [En ligne]. 154 (11) : 985-992. (Page consultée le 07 mars 2013).

Adresse URL : http://aje.oxfordjournals.org/content/154/11/985.long

The International Bank for Reconstruction and Development / The World Bank. (2010, January).

People, Pathogens and Our Planet. Volume 1 : Towards a One Health Approach for Controlling Zoonotic Diseases.

[En ligne], 74 p. (Page consultée le 20 octobre 2013).

Adresse URL :

http://documents.banquemondiale.org/curated/fr/2010/01/12166149/people-pathogens-planet-volume-one-towards-one-health-approach-controlling-zoonotic-diseases

The World Factbook – Central Intelligence Agency. (Page consultée le 12 septembre 2013).

The World Factbook. [En ligne]

Adresse URL : https://www.cia.gov/library/publications/the-world-factbook/

UNESCAP.

Country report on Local Government Systems : Sri Lanka.

[En ligne]. 30p. (Page consultée le 24 juillet 2013).

Adresse URL : http://www.unescap.org/huset/lgstudy/new-countrypaper/SriLanka/SriLanka.pdf

Valeix S., Lokugalappatti L.G.S., Abeynayake P., Prasad T., Chandrasiri A.D.N., Daniel S.L.A., Stephen C. et Leighton F.A. (2011, December).

A feasibility study for the establishment   of a national wildlife health centre in Sri Lanka.

Rev. sci. tech. Off. int. Epizoot. [En ligne], 30 (3) : 745-753. (Page consultée le 31 mai 2013).

Adresse URL : http://www.ncbi.nlm.nih.gov/pubmed/22435187

Vital Wave Consulting. (2009).

mHealth for Development : the Opportunity of Mobile technology for Healthcare in the Developing World.

Washington, D.C. and Berkshire, UK : UN Foundation-Vodafone Foundation Partnership. [En ligne]. 70p. (Page consultée le 01 août 2013).

Adresse URL :

http://unpan1.un.org/intradoc/groups/public/documents/unpan/unpan037268.pdf

Whittier W.D. et Currin J. (2009).

Beef Cow/Calf Herd Health Program and Calendar.

Virginia Cooperative Extension. [En ligne], 400-007. (Page consultée le 25 juin 2013).

Adresse URL : http://pubs.ext.vt.edu/400/400-007/400-007_pdf.pdf

WHO. (2013).

Health Impact Assessment (HIA).

[En ligne]. (Page consultée le 22 août 2013).

Adresse URL : http://www.who.int/hia/about/glos/en/index1.html

Woolhouse M.E.J. et Gowtage-Sequeria S. (2005, December).

Host range and emerging and reemerging pathogens.

Emerging Infectious Diseases journal. [En ligne], 11 (12) : 1842-1847. (Page consultée le 20 juin 2013).

Adresse URL : http://dx.doi.org/10.3201/eid1112.050997

Yatawara D. (2010, October)

An move to solve Human-Elephant conflict : Homogeneous human habitat vital.

Sunday Observer. [En ligne]. (Page consultée le 20 octobre 2013).

Adresse URL : http://www.sundayobserver.lk/2010/10/17/fea25.asp

Yde M., Naranjo M., Mattheus W., Stragier P., Pochet B., Beulens K., De Schrijver K., Van Den Branden D., Laisnez V., Flipse W., LEclercq A., Lecuit M., Dierick K. et Bertrand S. (2012, September).

Usefulness of the European Epidemic Intelligence Information System in the management of an outbreak of listeriosis, Belgium, 2011.

Euro Surveillance. [En ligne], 17 (38) : pii=20279. (Page consultée le 25 mars 2013).

Adresse URL : http://www.eurosurveillance.org/ViewArticle.aspx?ArticleId=20279

Zinsstag J. (2010, February).

One Health : A global perspective on concepts and approaches. 10th AHEAD – GLTFCA Working Group Meeting. 24-26th February, 2010, Mpumalanga, South Africa. Swiss Tropical and Public Health Institute.

[En ligne], 14 p. (Page consultée le 20 octobre 2013).

Adresse URL : http://www.wcs-ahead.org/gltfca_feb2010/day_1/1_zinsstag_one_health.pdf

Zinsstag J. (2013, February).

Convergence of Ecohealth and One Health.

EcoHealth. [En ligne], 9 : 371-373. (Page consultée le 20 octobre 2013).

Adresse URL : http://pubmedcentralcanada.ca/pmcc/articles/PMC3627853/
doi : 10.1007/s10393-013-0812-z

Zinsstag J., Schelling E., Waltner-Toews D. and Tanner M. (2011, September).

From "one medicine" to "one health" and systemic approaches to health and well being.

Prev. vet. Med. [En ligne], 101 (3-4) : 148-156. (Page consultée le 20 octobre 2013).

Adresse URL : http://dx.doi.org/10.1016/j.prevetmed.2010.07.003

ANNEXES

BC Wildlife health intelligence questionnaire

The goal of this questionnaire is to obtain your opinion on the potential individuals or organizations that might be involved in the collection of data for wildlife health intelligence and on the best means to analyze these data and communicate their significance.

Please fill out the form electronically, following the instructions and return it to <emilie.jamot@vetagro-sup.fr>.

Section 1: Information about you

Q1. Please indicate your primary job responsibilities (Please, put your answer in bold and blue) :
1. Wildlife health or disease management
2. Human health or disease management
3. Domestic animal health or disease management
4. Public health
5. Other - *Please specify* _____

Q2. Please indicate for whom you work. (Please, put the right answer in bold and blue and add information where applicable)

1. Canadian federal government - *Please specify* Ministry/Department

_____

_____

2. BC provincial government - *Please specify* Ministry/Department

_____

_____

3. University of BC- *Please specify* the department

_____

_____

4. Vancouver Island University- *Please specify* the department

_____

___

5. Private Veterinary practice

6. A non-governmental organization – *Please specify* the name

_____

–
7. Other – *Please specify* _____

Q3. Name of the city where you work: _____

Q4. How often do you use the Internet? Please, put the right answer in bold and blue.

1. Every day
2. Every two days
3. Once a week
4. Other- *Please specify* _____

Q5. How would you define your role within the context of wildlife health? Please, put the right answer in bold and blue.

1. Decision-maker
2. Directly involved in managing or assessing wildlife health
3. Directly involved in managing or assessing human health
4. Human-Wildlife Conflict Manager
5. Researcher
6. Other - *Please specify* _____
7. None

Q6. What current programs or surveys related to wildlife management, conservation or disease surveillance in BC are you aware of? (Please make a list)

Q7a. Have you heard about wildlife health intelligence previous to this questionnaire ? Please put the right answer in bold and blue.

1. Yes   -   *Please   specify   in   what   circumstances*

   _____

   _____

2. No

Q7b. Wildlife health intelligence is briefly described in the questionnaire introduction. What is your opinion or vision of the purpose of wildlife health intelligence ? Please rank these expectations from 1 to 4. (1 is the most important.)

Expectations	Rank
To Protect humans from zoonotic diseases	
To Protect humans and domestic animals from animal conflict	
To Protect wildlife from diseases	
To Protect wildlife health and conserve wildlife species	

Section 2: Data collection

Q8. *Table 1* presents possible types of data that are relevant to evaluating wildlife health. We have separated them into health determinants and health outcomes. Please review the table and answer the questions below.

Table 1: Wildlife health determinants and outcomes

HEALTH FACTORS	PRINCIPLE	Species specific METRICS		BC data sources - people, groups, institutions or agencies	Already existing databases
		Subject	Characteris-	*Indicate the letter +*	*Indicate the letter +*
			Data Examples		

			tics		specification if required	specification if required
HEALTH DETERMINANTS						
Physical and Social Environment	HABITAT	Type	Spatial features	Dimensions captures all of specific habitat types		
		Climate	Weather data	Temperature, Humidity and Rainfall variability		
		Air	Air quality	Air pollutant index, Visibility, particles, Rain acidity		
		Soil	Geomorphology	Glaciers, Coastal changes (erosion)		
			Geologic processes	Seismic Activity, Cave air quality		
			Soil Quality	Soil Analysis, Structure, Stability, Permafrost, Fertility		
		Water	Water Body type	Ocean, Sea, River, Lake, Lagoon (brackish water), Reservoir		
			Ava ilabi lity / Qual ity	Water analysis (minerals, chemicals, mi-		

	lity	croorganisms), Pollution source (sewers, chemicals), Eutrophication, Acidity
	Quantity	Number of water bodies, Dimensions
	Accessibility	Location, Water access
Food	Food type	Vegetation, Fruits, Prey
	Availability / Quality	Nutritional analysis, Pollution exposure, Diversity
	Quantity	Dimensions of vegetation spread, Abundance of the prey
	Suitability	Invasive Alien Species presence and depredation
	Accessibility	Location, Food access
Shelter	Shelter type	Vegetation, Cave, Burrow
	Availability / Quality	Vegetation density, Dimensions, Ground

	lity	type
	Quan-tity	Surface of vegetation density higher than x
	Accessibility	Location, Access
Indicator Species		Status : Endangered or Abundant
Use	Distribution	Location of individuals or herds and their predators
Human prox-imity	Villages/Cities/Houses/Camp-grounds	Distance, Location, Dimensions
	Infrastructures (Trails, Roads, Buildings)	Distance, Density, Location, Dimensions, Layout
Human pres-ence	Villages/Cities/People settlements	Distance, Number of inhabitants
	Land use practice	Agriculture type, Forestry, Tourism

(All year long)		
Habitat fragmentation	Total available habitat dimensions, Fragments dimensions, Distance between fragments, Average size of fragments, Standard deviation of size's fragments	
Infrastructures (Trails, Roads, Buildings) Frequentation	Number of persons or vehicle per day, month or year	
Noise/Light Pollution	Hours per day, species affected	
Wildlife/Human Interactions	Species, Type of interaction, Number of interactions per day, month or year	
Social Environment	WILDLIFE MAN-	Government policies and laws	Goals, Objectives, Actions, Results,
	Non government or-	Evaluations and Feed-

	ganization strategy management	back		
AGE-MENT	Health conflict with human and domestic animals	Wildlife-related injuries, Zoonosis, Wildlife-related diseases		
	Depredation	Agriculture, Infrastructures and Neighbourhood damages		
HEALTH OUTCOMES				
Death	Presence of Carcass	Species, Date, Location, Cause of death, Age, Number of dead, Other species (Observations[2], passive[3] and active[4] surveillance)		
Longevity	Age distribution	Number of adult, Number of juveniles		
Abnormal Behaviour	Behaviour Observations	Species, Clinical signs, Date, Location, Cause, Age, Number of cases, Others species (Observations[2], passive[3] and active[4]		
Disease				

127

			surveillance		
Stress	Behaviour		Laying, Standing, Running, Walking		
	Stress level		Stress Hormones (Feces, Hair, Blood)		
Productivity	Reproduction	Age distribution	Number of adult, Number of offspring		
	Abundance		Number of individuals		
	Genetic diversity		Genetics (Feces, Hair, Blood)		
	Resources	Human use of Wildlife	Hunting, Poaching records Numbers of individuals used for cultural or work use		
Disability	Mobility	Behaviour Injuries	Standing, Running, Walking		
	Activity		Hunting, Feeding, Watering, Reproducing		

Nutritional Status	Body condition	Rump fat and Rib fat measurement	

[1] *Depredation* : Synonym of destruction, ravaging, devastation (Collins dictionary)

[2] *Observation* : The action of observing carcasses, signs of disease or abnormal behaviour and reporting the observation to some responsible agency

[3] *Passive surveillance* : This means opportunistic sampling on dead animal

[4] *Active surveillance* : This means to go out and collect samples for a particular disease [4] *Active surveillance* : This means to go out and collect samples for a particular disease

Q8a. Is *Table 1* complete? Does it include all the categories of health determinants and health outcomes of major importance? Please review the *Table 1* carefully and

make comments on its completeness in the box below

Q8b. We would like your opinion on who or what agency might have data (now or in the future) or help with data collection for each of the categories of health data listed. Please review instructions below to fill out *Table 1*.

Below we provide a list of possible people and agencies that may serve as sources (A-X). For each category, please list any or all that may be sources of data. If none apply, please, leave the cell blank.

A. Wildlife agency veterinarian
B. Private practice veterinarians
C. Provincial or federal park employees
D. Independent biologists/researchers
E. Canadian Food Inspection Agency staff
F. Specific group of volunteers
G. The general public
H. First Nations members
I. Trappers
J. Hunters
K. Anglers
L. Tourists/wildlife viewers (recreationalists)
M. Geocachers, cavers
N. Heliskiing and helihiking companies

O. Guide outfitting industry

P. Back country horseback riders

Q. Road maintenance crews

R. Bird watchers

S. Wildlife rehabilitation community

T. Naturalist community

U. Farmers and ranchers, game farmers

V. Conservation groups

W. NGO - *Please specify the name:* W. _____

X. Other- *Please specify* X. _____

We have also provided a list of Ministries (Z1-Z11) below because some of them might have some information. If you know which Ministry might have data for a category, please list it as well.

BC Ministry – *Please specify*

Z1	Aboriginal Relations and Reconciliation
Z2	Agriculture
Z3	Community, Sport and Cultural Development
Z4	Energy and Mines
Z5	Environment
Z6	Forests, Lands and Natural Resource Operations
Z7	Health
Z8	International Trade
Z9	Jobs, Tourism and Skills Training
Z10	Natural Gas Development
Z11	Transportation and Infrastructure

Additional comments (optional):

Q9. Please list the top 5 pieces of information from the table that you believe to be the most reliable, feasible to collect and consistently collectable (repeatable)

1. _____
2. _____
3. _____
4. _____
5. _____

Additional comment (optional):

Q10. What are the primary limitations to collecting the other data in a reliable and repeatable manner?

Q11. In *Table 1,* Health factors are separated into health determinants and health outcomes. In your opinion, if we have to focus on only three factors at first, what should be the three essentials we could quickly and reliably watch to evaluate wildlife health? Choose at least one health determinant.

- _____
- _____
- _____

Explain your choice:

```
┌─────────────────────────────────────────────────────────────┐
│                                                             │
│                                                             │
│                                                             │
│                                                             │
│                                                             │
└─────────────────────────────────────────────────────────────┘
```

Q12. In your opinion, what should be the 5 wildlife species of first priority to be included in wildlife health intelligence in BC? List them and explain why.

Rank	Species	Reason
1		
2		
3		
4		
5		

Section 3: Data analysis and application

Q13. Do the skills and/or the capacity to perform the following data analysis function currently exist in BC? Please, answer by Yes or No.

1. Meeting with all principles stakeholders and potential participants _____

2. Mapping _____
3. Making graphics to follow factors evolution_____
4. Statistics for indicator change detection _____
5. Modeling _____

133

Additional comment (optional):

```

```

Q14. Can you propose additional data analysis function to turn data into understand-able information for decision-makers and those interested in the data? What are they?

```

```

Section 5: Gaps and Needs

Q15. Can you identify some obvious gaps for the feasibility of a wildlife health intel-ligence program in BC?

```

```

Q16. What needs to be done to close these gaps within 1-2 years?

Q17. What needs to be done to close these gaps within 5-10 years?

END

Thank you so much for participating ! Your feedback is essential for the implementation of a relevant and working wildlife health intelligence program for BC.

WILDLIFE HEALTH INTELLIGENCE QUESTIONNAIRE - FOR BC – CENTRE FOR COASTAL HEALTH

INTRODUCTION

The goal of this questionnaire is to gather local knowledge to help the Centre for Coastal Health (CCH) and its partners develop the concept of a sustainable wildlife health intelligence network that is capable of detecting and assessing "signals" at the wildlife-human interface. We would like to learn if these signals or signs can forecast emerging disease risks to humans from wildlife or to wildlife from humans in order to inform management decisions to protect and promote human and wildlife health. So – *can we predict disease events and risks before they occur?*

THE ISSUE:

The rapidly changing patterns of human and animal diseases and their rising socioeconomic consequences around the world are a defining condition of the 21st Century. Recent analysis of the global emergence of new human and animal diseases shows that their emergence is concentrated in geographical areas characterized by high density of people, domestic animals and wildlife, and by rapidly changing environmental conditions. The analysis identified pathogens in wild animals as the most important source of emerging infectious diseases (Jones *et al.* 2008, Woolhouse and Gowtage-Sequeria 2005).

The British Columbia (BC) Wildlife Health Program tracks general health issues and performs surveillance on some wildlife diseases considered to be of high priority. To enhance the efficacy and the usefulness of this program, the human population health approach can serve as a model. This human health approach is based on how different factors and conditions interact to influence population health and uses resulting information for decision-making (Public Health Agency Canada, 2012). The Public Health Agency of Canada considers that health is determined by complex interactions between social factors, the physical environment and individual behaviors. These factors are referred to as "determinants of health". (Public Health Agency Canada, 2011).

Therefore, to monitor health (of any species), it is important to observe health outcomes like nutritional state, reproduction, longevity and diseases, to note factors that affect animal vulnerability to harm and ability to cope (or health determinants) and to track hazards that could affect their health. Health determinants are always present and always changing in the physical and social environments of animals (habitat, food, harassment, hunting).

WHAT IS HEALTH INTELLIGENCE ? : Health Intelligence may be defined as a summary of methods used to collect, analyze, interpret and then timely report this information in order to make it usable, for example for decision-makers to make decisions that could improve the health of the population studied.

HOW CAN HEALTH INTELLIGENCE ENHANCE THE BC WILDLIFE HEALTH PROGRAM ? :
(1) Provides information on health, not just disease ;
(2) Includes the collection of information on diseases and their effects plus the risks and capacity of populations to deal with them.
(3) Provides knowledge on interactions between humans and wildlife to better understand present and emerging risks ;
(4) By collecting more diverse information, the intelligence-based system can succeed in delivering early warnings about potential threats to population health (Yde *et al.*, 2012);
(5) Interprets the information to enable timely management actions to protect and promote health. This is in contrast to surveillance where the goal is early detection of disease to quickly minimize their effects and reduce the impact. Health intelligence and surveillance are clearly related and complementary activities.

WHY A QUESTIONNAIRE ? : The CCH is an independent, non-profit organization located in Nanaimo's Vancouver Island University. CCH's mission is to identify and understand the interactions of human, animal and environmental health. We are interested in exploring the concept of a wildlife health intelligence network that could be implemented in BC to assist the BC Wildlife Health Program and other agencies interested in wildlife and human health. This questionnaire is part of a Master degree program for Emilie Jamot, a veterinarian in training from the veterinary college at the University of Lyon. Participation is voluntary. We do not wish to collect any personal information but rather only use your expert knowledge to better understand how potential wildlife health intelligence information is collected, analyzed and communicated in BC. The results will be part of Ms Jamot's thesis research.

Liste des différents acteurs de la collecte de données en Colombie Britannique proposée par les informateurs clés spécialisés en faune sauvage

Voir légendes après le tableau

HEALTH FACTORS	PRINCIPLE	Species specific METRICS		BC data sources - people, groups, institutions or agencies	Already existing databases
		Subject	Characteristics	Data Examples	*Indicate the letter + specification if required*	*Indicate the letter + specification if required*
				Indicate the letter + specification if required	*Indicate the letter + specification if required*
HEALTH DETERMINANTS					
Physical and Social Environment	HABITAT	Type	Spatial features	Dimensions captures all of specific habitat types	C,D,F,H,I,J,K,L,M,O,P,R,T,U,V	Z2,4,5,6,10,11
	Climate	Weather data	Temperature, Humidity and Rainfall variability	D, X: Insurance companies	Z2,5,6,11, X : Agriculture and Agri-Food Canada, Environment Canada
	Air	Air quality	Air pollutant index, Visibility, particles,	D, W : Pollution Probe, David Suzuki	Z5,7

		Rain acidity	Foundation, etc	
Soil	Geomorphology	Glaciers, Coastal changes (erosion)	D, Q, X : Commercial boat operators (fishing, fish farms, transport)	Z4,5,6,11, X : Fisheries and Oceans Canada(Coast Guard)
	Geologic processes	Seismic Activity, Cave air quality	C, D, M	Z4,5,6, X : Environment Canada
	Soil Quality	Soil Analysis, Structure, Stability, Permafrost, Fertility	D, U, V	Z2,6, X: Agriculture and Agri-Food Canada, Natural Resources Canada
Water	Water Body type	Ocean, Sea, River, Lake, Lagoon (brackish water), Reservoir	C, D	Z3,4,5,6, X : Fisheries and Ocean Canada
	Availability — Quality	Water analysis (minerals, chemicals, microorganisms), Pollution source (sewers, chemicals), Eutrophication, Acidity	D, V	Z2,4,5, W : Environment Canada, Fisheries and Oceans Canada, Natural Resources Canada
	Quantity	Number of water bodies, Dimensions	D, V	Z2,4,5,6, X: Environment Canada, Fisheries and Oceans Canada, Natural Re-

					sources Canada
Food	Accessibility		Location, Water access	H,I,J,K,L,M,O,V	Z2,3,4,5,6,9,11
	Food type		Vegetation, Fruits, Prey	C,D,H,I,J,K,O,R,T,U,V,X : Forestry industry	Z5,6
		Ava ilabi lity	Qual ity	Nutritional analysis, Pollution exposure, Diversity	C,D,H,I,J,K,O,R,T,U,V,X : Forestry industry	Z5,6
			Quan tity	Dimensions of vegetation spread, Abundance of the prey	C,D,H,I,J,K,O,R,T,U,V,X : Forestry industry	Z5,6
			Suit ability	Invasive Alien Species presence and depredation	C,D,H,I,J,K,O,R,T,U,V,X : Forestry industry, Invasive Species Council of BC	Z5,6
	Accessibility		Location, Food access	C,D,H,I,J,K,L,M,O,P,Q,R,T,U,V,X : Forestry industry	Z5,6
Shelter	Shelter type		Vegetation, Cave, Burrow	C, D, V	Z5
		Ava ilabi lity	Qual ity	Vegetation density, Dimensions, Ground	C, D, V	Z5,6

141

	lity	type		
	Quantity	Surface of vegetation density higher than x	C,D,V	Z5,6
	Accessibility	Location, Access	C,D,H,I,J,K,L,M,O,P,Q,R,T,U,V,X : Forestry industry	Z5,6
Indicator Species		Status : Endangered or Abundant	C,D,H,I,J,K,R,V,X : COSEWIC for species at risk, Z5 (Conservation Data Centre)	Z5
Use	Distribution	Location of individuals or herds and their predators	C,D,H,I,J,K,R,V,X : COSEWIC for species at risk, Z5 (Conservation Data Centre)	Z5,6
Human proximity	Villages/Cities/Houses/Campgrounds	Distance, Location, Dimensions	V	Z1,3,5,6,9
	Infrastructures (Trails, Roads, Buildings)	Distance, Density, Location, Dimensions, Layout	V	Z4,5,6,11
Human	Vil-	Distance, Number of	D (social science)	Z1,7, X: Statistics

	Parameter	Description	Method	Source
pres-ence	lages/Cities/People settlements	inhabitants		Canada and BC Stats
	Land use practice (All year long)	Agriculture type, Forestry, Tourism	C, D (remote sensing geography)	Z1,2,3,4,5,6,10,11, X:Natural Resources Canada
	Habitat fragmentation	Total available habitat dimensions, Fragments dimensions, Distance between fragments, Average size of fragments, Standard deviation of size's fragments	D (remote sensing geography)	Z5,6, X : Natural Resources Canada,
	Infrastructures (Trails, Roads, Buildings) Frequentation	Number of persons or vehicle per day, month or year	D (remote sensing, demography/human geography)	Z1,7, X: Statistics Canada and BC Stats
	Noise/Light Pollution	Hours per day, species affected	D (if there are any such data), V	
	Wildlife/Human	Species, Type of interaction, Number of	C, H, O, U	Z1,2,4,5 (Conservation Officer Service

143

		Interactions	interactions per day, month or year		database),6,7
Social Environment	WILDLIFE MANAGEMENT	Government policies and laws	Goals, Objectives, Actions, Results, Evaluations and Feedback	C,I,J,K,L,M,O,T,U,V, X : COSEWIC for species at risk	Z1,4,5,6, X: Environment Canada-Canadian Wildlife Service (CWS) (Wildlife Act)
		Non government organization strategy management		V, X : BC Wildlife Federation	
		Health conflict with human and domestic animals	Wildlife-related injuries, Zoonosis, Wildlife-related diseases	A, C, D, E, H, O, Z5 (Conservation Officer Service)	Z5 (Conservation Officer Service database),6,7 , X: Health Canada-First Nation and Inuit Health Branch, Centre for Disease Control and Prevention, Animal Health Laboratory Database
		Depredation	Agriculture, Infrastructures and Neighbourhood damages	D, U, X : Insurance Industry, BC Cattlemen's Association, Z5 (Conservation Officer	Z2,5,10,11

HEALTH OUTCOMES

Outcome	Indicator	Measurement	Service)	Program
Death	Presence of Carcass	Species, Date, Location, Cause of death, Age, Number of dead, Other species (Observations[2], passive[3] and active[4] surveillance)	All except E, F, N	Z2 (Animal Health Centre),5 (Wildlife Health Program),6,11, CCWHC
Longevity	Age distribution	Number of adult, Number of juveniles	C, D, V, Z6 (Inventory programs)	Z5 (Wildlife Health Program),6
Abnormal Behaviour	Behaviour Observations	Species, Clinical signs, Date, Location,		
Disease		Cause, Age, Number of cases, Others species (Observations[2], passive[3] and active[4] surveillance)	All except E, F, N	Z22,5 (Wildlife Health Program),6,11
Stress	Behaviour	Laying, Standing, Running, Walking	All except E, F, N	Z22,5 (Wildlife Health Program),6,11
	Stress level	Stress Hormones (Feces, Hair, Blood)	A, C, D	Z5 (Wildlife Health Program)
Productivity	Repro	Age distribu-... Number of adult,	C, D, O, V, X :	Z5 (Wildlife Health

	pro-duc-tion	tion	Number of offspring	COSEWIC for species at risk	Program),
		Abun-dance	Number of individuals	C,D,O,V,X : COSEWIC for species at risk	Z5
		Genetic diversity	Genetics (Feces, Hair, Blood)	D, X : COSEWIC for species at risk	Z5(Wildlife Health Program),6
	Re-sources	Human use of Wildlife	Hunting, Poaching records Numbers of individuals used for cultural or work use	C, E (inspected commercial harvests), H, O, V, X : Hunter and Trapper Organizations in NU, NT	Z5 (Conservation officer service Database),6, X : Environment Canada/CWS enforcement for federal species
Disability	Mo-bility	Behaviour Injuries	Standing, Running, Walking	All except E, F, N	Z2,5,6,11
	Activ-ity		Hunting, Feeding, Watering, Reproducing	All except E, F, N	Z2,5,6,11
Nutritional Status	Body condition		Rump fat and Rib fat measurement	A, D	Z5

[1] *Depredation* : Synonym of destruction, ravaging, devastation (Collins dictionary)

[2] *Observation* : The action of observing carcasses, signs of disease or abnormal behaviour and reporting the observation to some responsible agency

[3] *Passive surveillance* : This means opportunistic sampling on dead animal

[4] *Active surveillance* : This means to go out and collect samples for a particular disease

147

Caption :

List of potential actors in data collection :

A-Wildlife agency veterinarian
B-Private practice veterinarians
C-Provincial or federal park employees
D-Independent biologists/researchers
E-Canadian Food Inspection Agency staff
F-Specific group of volunteers
G-The general public
H-First Nations members
I-Trappers
J-Hunters
K-Anglers
L-Tourists/wildlife viewers (recreationalists)
M-Geocachers, cavers
N-Heliskiing and helihiking companies
O-Guide outfitting industry
P-Back country horseback riders
Q-Road maintenance crews
R-Bird watchers
S-Wildlife rehabilitation community
T-Naturalist community
U-Farmers and ranchers, game farmers
V-Conservation groups
W-NGO - *Please specify the name:* W.
X-Other- *Please specify* X.

List of potential Ministries of British Columbia involved :

Z1-Aboriginal Relations and Reconciliation
Z2-Agriculture
Z3-Community, Sport and Cultural Development
Z4-Energy and Mines
Z5-Environment
Z6-Forests, Lands and Natural Resource Operations
Z7-Health
Z8-International Trade
Z9-Jobs, Tourism and Skills Training
Z10-Natural Gas Development
Z11-Transportation and Infrastructure

Abbrevations :

COSEWIC - Committee on the Status of Endangered Wildlife in Canada

CWS - Canadian Wildlife Service

Les capacités diagnostic au Sri Lanka
(modifiée à partir de Sawford *et al.*, 2011)

VIC : Veterinary Investigation Centers

VRI : Veterinary Research Institute

Location	Diagnostic capabilities	Confirmable condition (if applicable)
Field offices	Clinical examination	
	Gross post mortem examination	
	California Mastitis Test*	Mastitis
	Microscopy (+/- stain)*	Blood-borne parasites
VICs	California Mastitis Test	Mastitis
	Microscopy (+ stain) and fecal flotation	Blood-borne parasites, intestinal parasites
	Aerobic bacterial culture	Bacterial infection
	Antibiotic sensitivity testing	Bacterial drug resistance
	Rose Bengal plate agglutination test	Brucellosis
	Rapid antigen detection	Highly pathogenic avian influenza
VRI	California Mastitis Test	Mastitis
	Microscopy (+ stain) and fecal flotation	Blood-borne parasites, intestinal parasites
	Aerobic and anaerobic bacterial culture	Bacterial infection
	Antibiotic sensitivity testing	Bacterial drug resistance
	Histopathology	
	Complement fixation test	Brucellosis
	Milk ring test	Brucellosis
	Antigen detection enzyme-linked immunosorbent assay	Foot and mouth disease
	Enzyme-linked immunosorbent assay	Classical swine fever
	Reverse transcription-polymerase chain reaction	Highly pathogenic avian influenza
	Pathogen isolation by egg inoculation	Newcastle disease
	Serology	Infectious Bursal Disease
		Infectious Bronchitis
		Reovirus infection
		Infectious laryngotracheitis

*Only select offices have these diagnostic capabilities.

149

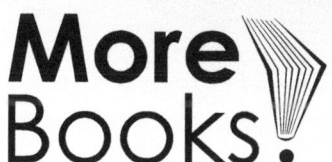
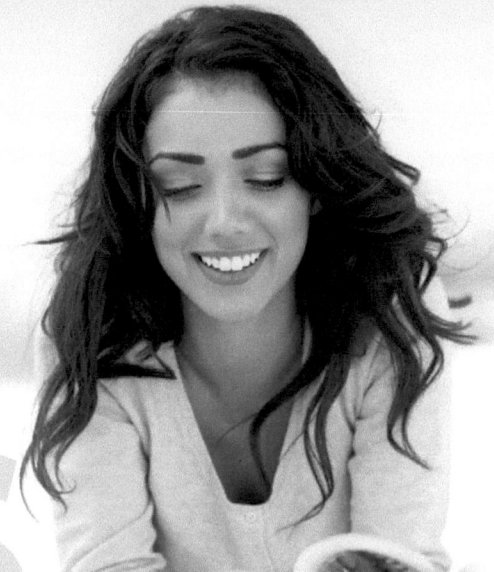

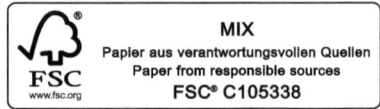